LEÇONS

SUR

LA VAGINITE

NON BLENNORRHAGIQUE

PAR

M. LE Dr MARTINEAU

MÉDECIN DE L'HÔPITAL DE LOURCINE, ETC., ETC.

RECUEILLIES

PAR

M. Henri LORMAND

INTERNE DES HOPITAUX

PARIS

ADRIEN DELAHAYE et EMILE LECROSNIER, ÉDITEURS

Place de l'Ecole-de-Médecine.

1884

PUBLICATIONS DE LA FRANCE MÉDICALE

G. Sée. — Leçons sur les maladies du cœur (2e édition)................ 10 fr. »

Corlieu. — L'ancienne Faculté de médecine de Paris.................. 5 fr. »

Fournier (Alfred). — Des glossites tertiaires......................... 4 fr. »

Id. Lésions tertiaires de l'anus et du rectum............ 2 fr. »

G. Chantreuil. — Clinique d'accouchements. Leçons faites à l'hôpital des cliniques. 2 fr. »

Bondet (de Lyon). — La fièvre typhoïde et les bains froids à Lyon..... 1 fr. »

Russel Reynolds. — Leçons cliniques d'électrothérapie............... 1 fr. 50

Hayem. — De la méningite dans l'érysipèle de la face.................. 1 fr. »

Guéneau de Mussy (Noël). — Contribution à l'histoire des abcès du foie. 1 fr. »

Id. Considérations historiques et philosophiques sur la génération spontanée......................... 1 fr. »

Id. Notes et impressions de voyage dans les trois Royaumes. Notes écrites au courant du crayon........ 1 fr. »

Id. Contribution à l'étude des maladies matrimoniales... 1 fr. »

Id. Quelques considérations sur l'hygiène des jeunes filles et des jeunes femmes à propos des maladies matrimoniales.................................... 1 fr. »

Hortelouf (Paul). — Traitement de la syphilis par les fumigations mercurielles.................................... 1 fr. »

Sarcome télangiectasique du cuir chevelu, compliqué d'anévrysme cirsoïde. Opération. Guérison...... 1 fr. »

Id. De la syphilis maligne.............................. 1 fr. »

Gosselin (de l'Institut). — Du pansement des plaies.................. 1 fr. »

Panas (F.). — Conférences cliniques d'ophthalmologie, recueillies par le Dr Chevallereau, ancien interne des hôpitaux 1 fr. 50

Lailler. — Leçons sur quelques affections cutanées, faites à l'hôpital Saint-Louis (1877), recueillies et rédigées par P. Cuffer, interne des hôpitaux (Médaille d'or).. 3 fr. »

Routier et Arnozan. — De la cautérisation linéaire des paupières contre le blépharospasme et l'ectropion................. 1 fr. »

Bucquoy. — Du traitement de la pneumonie......................... 1 fr. »

Bulletins de la Société clinique de Paris, formant chaque année un volume in-8d de près de 400 pages. — Les tomes I et II (1877-78 et 1881,) rédigés par MM. les secrétaires Labadie-Lagrave et H. Huchard, les tomes III et IV (1879 et 1880), rédigés par MM. les secrétaires Cuffer et G. Marchant, et les tomes V et VI (1881 et 1882), rédigés par MM. les secrétaires H. Barth et P. Merklen, sont en vente. — Prix du volume cartonné à l'anglaise. 6 fr. »

LEÇONS

SUR

LA VAGINITE

NON BLENNORRHAGIQUE

PAR

M. LE Dr MARTINEAU

MÉDECIN DE L'HÔPITAL DE LOURCINE, ETC., ETC.

RECUEILLIES

PAR

M. Henri LORMAND

INTERNE DES HOPITAUX

PARIS

ADRIEN DELAHAYE et EMILE LECROSNIER, EDITEURS

Place de l'Ecole-de-Médecine.

1884

LEÇONS

SUR

LA VAGINITE NON BLENNORRHAGIQUE

Messieurs,

La vaginite est l'inflammation de la membrane muqueuse du vagin ; mais avant de la décrire, il importe de dire quelques mots sur la structure de cet organe. Cette étude éclaircira divers points de sa physiologie et de sa pathologie.

Le vagin est un conduit fibro-musculaire qui s'étend de la vulve à l'utérus. Sa longueur est de dix à douze centimètres, sa direction est oblique de haut en bas et d'arrière en avant, formant avec l'axe de l'utérus un angle très ouvert. Jusqu'à présent on avait décrit le vagin comme un tube recourbé, il n'en est rien cependant, si l'on s'en rapporte aux recherches du docteur de Sinéty. Si, en effet, on étudie cet organe sur des cadavres congelés, on voit que sa direction est plutôt rectiligne. Du reste, sa longueur, ses dimensions sont des plus variables selon les sujets et selon les conditions physiologiques. A l'état normal le vagin n'offre aucune cavité, si ce n'est à ses deux extrémités ; les parois qui le constituent sont aplaties l'une sur l'autre, point essentiel à connaître au point de vue des traitements dirigés contre les affections de cet organe. En effet, dans certaines inflammations de la muqueuse vaginale, dans la vaginite blennorrhagique par exemple, une des principales indications à remplir est d'écarter ces parois et de les maintenir isolées l'une de l'autre. De même, il faut les maintenir isolées alors qu'on a cautérisé les parois vaginales avec un caustique quelconque, surtout avec le nitrate d'argent.

Des deux extrémités du vagin, l'une, antérieure ou inférieure, est formée par l'anneau vulvo-vaginal ; elle est complètement fermée chez l'enfant et chez la femme vierge par la membrane hymen, et surtout, d'après le professeur Richet, par la grande élasticité de l'anneau vulvo-vaginal, élasticité qui lui donne une grande résistance, au point que c'est à elle qu'il faut attribuer, plutôt qu'à la membrane hymen, la difficulté de la défloration et parfois la difficulté insurmontable qu'éprouve la tête du fœtus à franchir l'anneau vulvaire lors de l'accouchement, difficulté telle qu'il est parfois indispensable, si l'on veut éviter une déchirure du périnée, de faire avec des ciseaux à la partie inférieure et sur les parties latérales de l'orifice vulvaire, quelques incisions obliques en bas et en dehors.

Cette extrémité est entourée par deux muscles constricteurs. Le plus externe ou constricteur de la vulve est séparé du plus interne par le bulbe du vagin ; il en résulte, ainsi que le fait remarquer de Sinéty, un double anneau musculaire, dont chacun peut se contracter indépendamment de son congénère.

Quant à l'extrémité postérieure du conduit vaginal, elle embrasse le col de l'utérus. Elle forme, par suite de la réflexion de la muqueuse vaginale sur le col utérin, des culs-de-sac que l'on a divisés en culs-de-sac vaginaux antérieur, postérieur et latéraux. C'est dans ces culs-de-sac que siège fréquemment la blennorrhagie. Ces culs-de-sac sont fort importants à connaître par suite de leurs divers rapports avec l'utérus et les organes du petit bassin et surtout avec les ganglions qui siègent dans toute cette région.

Vous n'ignorez pas, en effet, Messieurs, que l'adéno-lymphite est la lésion obligée de toute métrite aiguë, subaiguë ou chronique, constitutionnelle ou non, puerpérale ou non ; qu'il est des plus importants pour le médecin de la diagnostiquer, parce qu'elle n'est pas seulement l'origine commune de tous les accidents péri-utérins décrits autrefois et même de nos jours sous des noms différents ; mais encore parce qu'elle constitue, ainsi que je l'ai établi l'an dernier dans mes leçons sur la thérapeutique de la métrite, une des principales indications du traitement de l'inflammation de l'utérus.

Je ne vous parle pas, Messieurs, des rapports du vagin, vous les trouvez dans tous les traités d'anatomie ; je ne veux attirer ici votre attention que sur les points de l'anatomie qui peuvent nous donner l'explication de certains phénomènes pathologiques et nous guider aussi dans la thérapeutique.

A ces divers points de vue, la structure du vagin a la plus grande importance. Ce conduit est tapissé par une muqueuse qui se continue en haut avec celle de l'utérus et en bas avec celle de la vulve. Cette muqueuse est sillonnée de plis longitudinaux qui, sur la ligne médiane, en avant et en arrière, sont plus accusés, et forment une sorte de raphé au niveau duquel viennent se terminer des plis transversaux, rappelant ainsi par leur ensemble une lyre, lyre du vagin.

Le vagin est constitué par trois couches principales : une externe, conjonctive, une moyenne, musculaire, et une interne, muqueuse. La couche externe est constituée par un tissu conjonctif, lâche, contenant des éléments élastiques en très grand nombre.

La couche musculaire, d'après les anatomistes, est formée de plusieurs plans. L'interne et en même temps le plus épais est formé de fibres musculaires longitudinales ; l'externe, de fibres à direction circulaire et le moyen, intermédiaire, de fibres entrecroisées se reliant aux deux précédentes. Ces fibres musculaires lisses forment des faisceaux qui sont séparés les uns des autres par de minces travées conjonctives.

Pour le vagin, comme pour l'utérus, dit de Sinéty, il n'existe donc pas de couches proprement dites, à direction déterminée ; les faisceaux musculaires, longitudinaux, transversaux et obliques, peuvent s'observer sur tous les points.

La muqueuse est hérissée de nombreuses papilles qui diffèrent suivant les âges. Ainsi, suivant l'auteur cité plus haut, chez le nouveau-né les papilles sont extrêmement développées et atteignent une longueur considérable. Au contraire, chez la femme adulte, ayant eu des rapports sexuels, des accouchements, elles font une saillie peu accusée.

Ici se présente une question qui est encore de nos jours vivement controversée. Trouve-t-on dans la muqueuse vaginale comme dans toute muqueuse des glandules et des follicules mucipares ? Cruveilhier, en 1834, disait que les follicules muqueux y sont faciles à démontrer.

Littré et Robin prétendent que cette muqueuse ne renferme ni glandes, ni orifices folliculaires ou autres. Giraldès dit n'avoir constaté aucune glande dans la partie supérieure. De Sinéty, d'accord en cela avec la plupart des anatomistes contemporains, a de même constaté l'absence de ces glandes aussi bien chez l'enfant que chez l'adulte. « Il n'en existe, dit-il, que vers l'extrémité inférieure, au voisinage de la vulve. Le liquide vaginal, à réaction acide, est donc un produit d'exsudation et de desquamation épithéliale de la surface de la muqueuse. »

Le vagin est très vasculaire. Les artères proviennent de l'artère hypogastrique ; elles forment des réseaux très serrés et très nombreux. Les veines se rendent aux troncs hypogastriques après avoir formé entre le vagin et le rectum un plexus assez volumineux.

Quant aux lymphatiques, ceux de la moitié postérieure se rendent aux ganglions du bassin; ceux de la moitié antérieure se rendent aux ganglions internes de la région inguinale. Ces vaisseaux lymphatiques sont très nombreux et présentent sur leur trajet de nombreux ganglions, ainsi que j'ai pu m'en assurer cliniquement et anatomiquement.

Les nerfs du vagin, très nombreux vers l'orifice vulvaire, vers l'hymen et les caroncules myrtiformes, le sont moins vers les parties moyennes et supérieures. L'irritation de ces terminaisons nerveuses est surtout la cause de cette contracture douloureuse que j'ai décrite sous le nom de vulvisme, abandonnant ainsi, vous savez pourquoi, le mot de vaginisme employé par les autres auteurs.

Le développement du vagin n'est pas encore complètement élucidé ; pourtant presque tous les auteurs admettent aujourd'hui qu'il se développe aux dépens de l'extrémité inférieure des canaux de Muller. Ces deux tubes, d'abord isolés, s'accolent l'un à l'autre et finissent par se confondre de haut en bas. Il existe donc primitivement une cloison longitudinale qui finit par s'atrophier et disparaître complètement. Les anomalies du développement expliquent bien les vices de conformation. On doit avec Nélaton les diviser en cinq catégories :

1° Ouverture dans un lieu anormal;

2° Cloisonnement ;

3° Etroitesse ;

4° Imperforation ;

5° Absence ou oblitération.

Ces considérations anatomiques terminées, voyons quelles sont les causes de la vaginite et quelle division on doit apporter dans son étude.

Les causes de la vaginite sont nombreuses. En les étudiant attentivement, on voit que leur action sur la muqueuse vaginale s'exerce de trois manières différentes. Tantôt il s'agit d'une simple irritation, tantôt d'un traumatisme, tantôt enfin d'une action virulente, d'une action spécifique. Aussi les auteurs admettent-ils une vaginite simple, une vaginite traumatique, une vaginite spécifique ou vaginite blennorrhagique.

Cette étiologie est incomplète en ce qu'il n'est tenu aucun compte de l'influence morbide des maladies constitutionnelles, telles que la scrofule, l'arthritis et l'herpétis. La muqueuse vaginale, pas plus que

les autres muqueuses et les différents tissus de l'économie, n'échappe
à cette influence et, quoiqu'on ait prétendu le contraire, mes observations prouvent l'existence indéniable de la vaginite scrofuleuse, de
la vaginite arthritique. C'est pourquoi, admettant que la vaginite est
tantôt spontanée, protopathique, tantôt secondaire, deutéropathique,
je divise la vaginite en trois grandes classes : la vaginite constitutionnelle, la vaginite non constitutionnelle, la vaginite virulente.
blennorrhagique. La première classe comprend la vaginite scrofuleuse, la vaginite arthritique, la vaginite herpétique. La deuxième,
la vaginite simple, la vaginite traumatique. La troisième, la vaginite
virulente, la vaginite blennorrhagique.

Cette étiologie de l'inflammation vaginale est des plus importantes,
car elle donne au médecin l'explication de beaucoup de cas obscurs,
relativement à l'évolution, au traitement de cette affection. Elle lui
explique notamment les récidives nombreuses, la ténacité parfois si
grande aux médications les plus énergiques et les plus variées. On
retrouve dans cette étude la même étiologie, la même division que
j'ai établie pour la métrite et la vulvite dans mon Traité des affections utérines. Je n'insiste pas. Il me suffit d'avoir signalé cette simi-
litude étiologique pour montrer toute l'importance que j'attache à
cette division que j'ai établie au début de mes études sur les affections des organes génito-sexuels.

Les auteurs ne se sont pas bornés à la division que j'ai tout d'abord
signalée. C'est ainsi qu'à côté de la vaginite simple, traumatique,
spécifique, ils ont admis la vaginite granuleuse, la vaginite gangreneuse, la vaginite diphthéritique et même la vaginite pseudo-diph-
théritique.

Cette classification, basée sur l'anatomie pathologique, n'a aucune valeur ; elle ne peut que tromper le médecin en lui faisant considérer comme entité morbide de simples modalités anatomiques de
l'inflammation vaginale, ainsi que je le démontrerai.

Il est, enfin, une division, basée sur l'évolution de l'inflammation,
je veux parler de la vaginite aiguë et de la vaginite chronique.
Cette division est réelle, elle marque bien l'évolution rapide ou lente,
passagère ou longue, de l'affection inflammatoire du vagin.

C'est à rechercher les causes qui influencent cette évolution que le
médecin doit surtout s'attacher. De leur connaissance découlent les
moyens pratiques de la modifier, de l'arrêter. Ces causes, je l'ai dit,
résident dans le terrain où se développe l'inflammation, c'est-à-dire
dans la préexistence d'une maladie constitutionnelle en plein développement ou à l'état latent.

Ceci admis, quelles sont les causes de la vaginite ?

Je ne m'occuperai actuellement que de la vaginite constitutionnelle ou non constitutionnelle, désirant étudier dans un chapitre
spécial la vaginite blennorrhagique et la blennorrhagie chez la
femme.

La vaginite constitutionnelle, ainsi que toutes les affections de
même origine, se développe d'emblée, ou bien survient consécutive-
ment à une irritation, à une excitation quelconque.

Dans le premier cas elle est spontanée, primitive, protopathique ;
dans le second elle est secondaire, deutéropathique.

La vaginite constitutionnelle, ai-je dit, se développe d'emblée ;
j'en ai recueilli de nombreuses observations qui prouvent indubita-
blement cette origine spontanée. Mais, avant de les signaler, voyons
ce que disent les auteurs à cet égard. La plupart ne nous donnent
que des renseignements nuls ou incomplets. Cela se comprend puis-
qu'ils ont négligé de rechercher l'origine constitutionnelle ou diathésique de la vaginite. Ceux qui recherchent l'influence que peut
avoir sur l'inflammation du vagin une maladie constitutionnelle s'en
occupent, alors surtout qu'ils étudient la vaginite blennorrhagique ;
et tout en pensant, avec raison, ainsi que je le démontrerai, que
cette maladie exerce une réelle imfluence sur l'évolution de l'affection virulente, ils admettent aussi qu'elle peut faire naître sur la
muqueuse uréthro-vulvo-vaginale une inflammation qu'ils considè-
rent comme une véritable blennorrhagie.

Si cette dernière conception est erronée, en ce que la blennorrhagie, maladie virulente, *sui generis*, ne se transmet que par la trans-
mission du virus même, ce qui a fait dire au professeur Gosselin
« qu'une femme ne peut donner que ce qu'elle a », il n'est pas moins
vrai qu'ils ont été frappés de ce fait, à savoir : une inflammation
vulvo-vaginale peut naître sous l'influence d'une constitution gout-
teuse, scrofuleuse, herpétique ou dartreuse. C'est à ce point de vue
seulement que je citerai les noms de Hunter, Cullerier, etc., etc.

D'autres auteurs, ainsi que je l'ai dit à propos de mes leçons sur la
vulvite, se sont occupés de la vulvite constitutionnelle et ont laissé
de côté la vaginite constitutionnelle ; de même cette étude n'a pas été
faite complètement. Elle l'a été à un point de vue tout spécial, à savoir le diagnostic entre la vulvite herpétique et les affections syphilitiques de la vulve, surtout le chancre et les syphilides érosives.
Parmi les auteurs français qui se sont particulièrement occupés de
cette question, nous trouvons Legendre, Mauriac, A. Fournier,
Jullien.

Alibert, Bazin, Hardy, Bouchut ont signalé la vulvite herpétique, mais ils n'en ont fait aucune étude spéciale.

A un autre point de vue, ainsi que je l'ai montré dans mon Traité clinique sur les affections de l'utérus, certains auteurs ont parlé des affections herpétiques du col utérin, et, comme les précédents, ils ont négligé l'étude de la vaginite constitutionnelle. J'ai cité les noms de Duparcque et N. Gueneau de Mussy.

Dans ces dernières années, un ancien interne de cet hôpital, le Dr Bruneau, a publié un travail important sur les éruptions herpétiques qui se font sur les organes génitaux chez la femme (thèse de Paris, 1880). Cet auteur traite surtout de l'herpès vulvaire et de l'herpès du col. Son travail est actuellement le plus complet et le mieux fait sur ce point spécial de la pathologie des organes génitaux. Mais il laisse lui aussi de côté la vaginite constitutionnelle dont il ne paraît pas du reste avoir observé d'exemple.

Les médecins qui s'occupent tout spécialement de pathologie infantile ont signalé la relation qui existe chez l'enfant entre la leucorrhée et une maladie constitutionnelle, scrofule, dartre. Mais il est difficile de savoir s'ils entendent parler de leucorrhée utéro-vulvaire ou de la leucorrhée vaginale. Il y a évidemment, dans la plupart des cas, confusion ; aussi est-il impossible de tirer une déduction nette et précise de leurs travaux.

Je dirai toutefois que quelques-uns, surtout étrangers, parmi lesquels je citerai Gibney (de New-York), ont signalé la vaginite séro-purulente chez les enfants strumeux âgés de 2 à 6 ans.

Quant à la vaginite constitutionnelle chez la femme, les auteurs se bornent à signaler, parmi les causes, le lymphatisme, l'arthritisme, l'herpétisme même ; et c'est tout ! Leur description ne va pas au delà.

Ainsi donc cette étude n'a pas été faite, au moins à ma connaissance. Pourtant la vaginite constitutionnelle ou diathésique n'est pas aussi rare que le silence des auteurs pourrait le faire croire. Pour ma part, j'en ai observé une trentaine de cas environ, tant de vaginites herpétiques que de vaginites scrofuleuses ou arthritiques. Je vous en donnerai la relation alors que j'étudierai la modalité clinique qui caractérise chacune de ces variétés de la vaginite constitutionnelle

Le développement spontané de la vaginite constitutionnelle n'est pas douteux. Elle existe seule, ce qui est assez rare, ou en même temps que la métrite, que la vulvite constitutionnelle, ce qui est bien plus fréquent. Dans quelques cas, et j'en ai rapporté un fait bien intéressant dans mes leçons sur la métrite et sur la vulvite, elle existe en même temps qu'une autre affection de même nature se développe soit sur le système cutané, soit sur une autre muqueuse, telle que la muqueuse buccale ou pharyngienne. Ces faits s'observent surtout dans la vaginite herpétique. Dans ces faits il est un point des plus intéressants que je dois faire connaître, c'est l'alternance qui existe entre ces affections de sièges différents ; il n'est pas rare de constater une disparition de l'affection vaginale coïncidant avec l'apparition de la recrudescence de l'affection pharyngée. On peut même constater l'inverse.

J'observe actuellement un fait des plus intéressants. Il s'agit d'une jeune femme arthritique (douleurs articulaires, névralgies multiples, dyspepsies, etc.), atteinte d'une urticaire depuis trois ans environ. Alors que la manifestation cutanée cesse, elle est remplacée par une manifestation vulvaire et vaginale, donnant lieu alors à une inflammation des plus aiguës, se traduisant par des douleurs, un prurit, un écoulement purulent des plus intenses. Lorsque la manifestation cutanée apparaît, les accidents vulvovaginaux diminuent et parfois cessent, mais jamais complètement. Si parfois je n'avais pu observer sur la muqueuse vulvo-vaginale de véritables plaques, de véritables élevures de la muqueuse, localisées, variables de forme et d'étendue, de coloration rouge, disparaissant aussi brusquement qu'elles apparaissent, je serais porté à admettre qu'il ne s'agit dans l'espèce que d'une alternance dans les manifestations d'une maladie constitutionnelle, fait connu, et non d'une éruption d'urticaire sur la muqueuse vaginale. Ce fait est des plus rares, puisque Bazin ne cite qu'un cas où il a vu, dit-il, à sa consultation, une urticaire de la face interne des lèvres et de la langue. Quant à l'urticaire de la muqueuse vaginale, elle était, je crois, inconnue, avant que j'aie pu, à plusieurs reprises, constater cette éruption.

A côté de ce fait unique j'en citerai un qui est, sinon unique, du moins assez rare. Je veux parler du zona du vagin qui, ainsi que vous avez été à même de l'observer à la fin de l'an dernier et au commencement de l'année 1883, s'est accompagné de vaginite aiguë ; il s'était de même développé d'emblée. Il s'agit, vous le savez, d'une malade atteinte de zona limité seulement sur la partie droite du vagin ; en même temps existaient un écoulement séro-purulent abondant et une douleur vive qui avait les caractères de la névralgie iléolombaire.

De ce fait je rapprocherai un exemple de pemphigus du vagin, signalé par L. Kleinwachter, en 1878, dans le *Prag. med. Woch.*, n° 9.

Il s'agit d'une paysanne robuste atteinte depuis trois ans d'un pemphigus non syphilitique. On observait dans le vagin, dit l'auteur, un grand nombre de points dépouillés de leur épiderme, saignant au moindre contact. Ces petites pertes de substance étaient parfois encore recouvertes d'une mince pellicule ou d'un peu de sérosité rougeâtre. La lésion siégeait surtout au tiers supérieur du vagin, sur la paroi antérieure ; la portion vaginale du col présentait six à huit vésicules analogues.

De tout ceci il résulte que la vaginite constitutionnelle d'emblée existe réellement. Il faut reconnaître seulement qu'elle est assez rare alors qu'on la compare à la vaginite constitutionnelle secondaire, deutéropathique. Ici les faits se multiplient. A cela rien d'étonnant. La vaginite, comme toutes les inflammations d'origine constitutionnelle, n'échappe pas à cette loi de pathologie générale, qui veut que toute cause irritante, excitante, provoque sur l'organe, légèrement ou profondément touché, une manifestation de la maladie constitutionnelle en puissance ou existant seulement à l'état latent. Or le vagin, conduit génito-sexuel, est exposé à de nombreuses causes d'irritation, soit physiologiques, soit traumatiques, soit pathologiques.

Il n'est donc pas étonnant, je le répète, que la vaginite constitutionnelle secondaire soit fréquente. Ce dont il faut s'étonner, c'est qu'elle ait passé inaperçue des auteurs et que nous n'en trouvions notamment aucune description dans les ouvrages de gynécologie.

Quelles sont les causes occasionnelles, déterminantes de la vaginite constitutionnelle deutéropathique ?

Ces causes sont les unes physiologiques, comme la menstruation, la grossesse, l'accouchement ; les autres pathologiques, comme la métrite par sa leucorrhée plus ou moins purulente, la blennorrhagie, la syphilis ; les autres enfin traumatiques, comme l'accumulation des sécrétions épithéliales vaginales, la masturbation, le coït, l'exercice du cheval, les oxyures, l'introduction fréquemment répétée de corps étrangers dans le vagin (canule à injections, spéculum, pessaires, éponges, etc., etc.); les opérations chirurgicales pratiquées sur l'utérus ou pendant le travail de l'accouchement, les injections de substances caustiques, astringentes, etc., etc.

Toutes ces causes ont une action commune, adéquate ; elles excitent la muqueuse vaginale, provoquent son inflammation et appellent sur elle la manifestation constitutionnelle, alors que la femme est atteinte d'une des maladies constitutionnelles, diathésiques que j'ai signalées.

Dans le cas contraire l'inflammation est dite simple. Les causes qui provoquent son apparition sont exactement celles que je viens d'énumérer. Il faut en disjoindre toutefois les causes virulentes, la blennorrhagie, la syphilis, qui donnent lieu à la vaginite virulente, vaginite à origine toute spéciale dont je m'occuperai plus tard.

On a signalé parmi les causes de la vaginite les exanthèmes fébriles, la rougeole, la scarlatine, la variole ; on a aussi signalé la fièvre typhoïde (de Sinéty). Je ne puis admettre une action directe sur le vagin.

Si ces cas existent, pour ma part je n'en ai jamais observé, il s'agit alors d'une vaginite constitutionnelle développée sous l'influence d'une cause irritante due au défaut de soins hygiéniques, à la malpropreté résultant de l'absence d'irrigations vaginales pendant la durée de la maladie exanthématique. J'ajoute que la vulvite, dans ces affections, s'observe presque toujours. Toutes les fois, ainsi que je le prescris, que les lavages de la vulve et les irrigations vaginales sont exécutées journellement et plusieurs fois par jour, la vulve et le vagin restent indemnes pendant tout le cours de la fièvre exanthématique ou d'une maladie grave. Ce n'est, je le répète, qu'au défaut de propreté, qu'au défaut de soins hygiéniques qu'il faut attribuer dans ce cas l'inflammation vulvaire ou vaginale.

Telles sont les causes prédisposantes et déterminantes de la vaginite constitutionnelle et non constitutionnelle.

Quels sont maintenant les symptômes de l'inflammation vaginale ?

Ces symptômes varient suivant que la vaginite est aiguë ou chronique, suivant qu'elle est constitutionnelle ou non constitutionnelle. Étudions d'abord ceux qui caractérisent la vaginite aiguë simple.

Dans la vaginite aiguë simple, les malades accusent au début une chaleur, une sorte de brûlure intense ; elles se plaignent en même temps de ressentir une grande sécheresse de la muqueuse génitale. Puis peu à peu s'établit une sécrétion d'abord muqueuse et incolore, qui devient ensuite blanchâtre, purulente, verdâtre même ; au microscope on y constate l'existence de nombreux globules de pus. L'écoulement est parfois peu abondant ; d'autres fois, au contraire, il est très abondant, il tache le linge et lui donne cet aspect désigné par les malades sous le nom de linge empesé. Ce liquide puriforme, dont l'abondance peut être grande, par quoi est-il produit ?

On serait, au premier abord, tenté d'incriminer, et sur une autre muqueuse on incriminerait certainement, les glandes de l'organe; mais vous n'ignorez pas que les auteurs nient l'existence des glandes vaginales, nous ne sommes donc pas ici en présence d'un produit de sécrétion. C'est par un autre mécanisme que s'établit la leucorrhée vaginale, et puisque je prononce ce nom, laissez-moi vous rappeler qu'il existe trois sortes de leucorrhée, une vulvaire, une vaginale et une utérine. La leucorrhée vaginale est le fait d'une simple exsudation; c'est une exfoliation de la couche la plus superficielle de la muqueuse. Aussi, lorsque l'on examine ce liquide au microscope, à côté des globules de pus qui s'y trouvent en grand nombre, y rencontre-t-on une quantité considérable de cellules épithéliales plus ou moins déformées: On y trouve également une infusoire décrite sous le nom de *trichomonas vaginalis*, un certain nombre d'algues et de vibrions dont le développement est dû entièrement à la fermentation putride de ce liquide purulent, par suite de l'absence de lotions suffisantes pour débarrasser le vagin de son contact. La présence de ce microbe dans le liquide leucorrhéique vaginal semble donc résulter d'une fermentation. Elle ne précède jamais la purulence. Le microbe vaginal en un mot ne paraît pas préexister au développement de la vaginite spécifique ou non; aussi ne saurait-il servir, ainsi que certains auteurs l'ont cru, au diagnostic différentiel de la vaginite spécifique. On le rencontre, je le répète, dans toute vaginite purulente, quelle que soit sa nature, quel que soit son développement, toutes les fois que les soins hygiéniques font défaut ou ne sont pas répétés fréquemment dans la journée. Ce fait a été très bien mis en lumière par un ancien médecin de cet hôpital, mon excellent maître, M. le Dr Bernutz.

A côté du microbe vaginal, du trichomonas vaginalis, on trouve, ai-je dit, des bactéridies, des vibrions. On les trouve de même aussi bien dans le liquide purulent de la vaginite simple que de la vaginite blennorrhagique. Ils ne peuvent donc pas servir, ainsi que je le dirai, au diagnostic différentiel. Je montrerai plus tard quels sont les caractères cliniques sur lesquels il faut s'appuyer pour reconnaître la vaginite spécifique, la vaginite blennorrhagique, pour la différencier de la vaginite simple purulente. J'espère toutefois que, par suite des progrès acquis dans les recherches des microbes des maladies virulentes et infectieuses, les médecins arriveront à séparer le microbe de la blennorrhagie des autres bacilles du pus vaginal. Pour ma part, je vais entreprendre ces recherches.

La sensation douloureuse qui au début occupait seulement le bas-ventre s'irradie dans le petit bassin. D'abord légère, elle devient de plus en plus intense, elle augmente par les mouvements, la locomotion et même parfois par la position assise. Dans ces conditions les malades souffrent tellement qu'elles sont obligées de garder le décubitus dorsal qui seul les soulage.

Les phénomènes généraux sont ordinairement peu accentués, pourtant on observe parfois la fièvre et même un mouvement fébrile assez intense, la perte d'appétit et tout le cortège de l'embarras gastrique.

Lorsque l'écoulement est abondant et que les soins de propreté sont insuffisants, le liquide leucorrhéique prend une odeur assez fétide, et, par suite même de son séjour sur la muqueuse génitale, d'autres phénomènes morbides apparaissent. La vulve devient rouge et s'enflamme, mais, et je le dis immédiatemeut, jamais, jamais entendez-vous, il ne survient d'uréthrite. C'est là un fait d'observation, sur lequel je dois insister, car il est capital en médecine légale, si, en qualité d'expert, il s'agit de reconnaître une vaginite simple, purulente ou une vaginite blennorrhagique dans une tentative de viol. S'il y a eu contamination, si vous avez affaire à une vaginite blennorrhagique, vous trouverez l'uréthrite blennorrhagique; si au contraire vous avez affaire à une vaginite simple, c'est-à-dire non spécifique, aussi violente et aussi intense que soit l'inflammation, l'urèthre sera absolument vide de pus, à quelque moment que vous l'examiniez. C'est là un fait fort intéressant et très important dans l'histoire de la vaginite aiguë simple. Depuis sept ans que j'observe à l'hôpital de Lourcine des milliers de cas, je n'ai jamais constaté l'uréthrite dans le cours de la vaginite simple purulente.

La vulve est donc rouge, les lèvres sont enflammées et tuméfiées, les téguments sont excoriés, mais simplement par macération et desquamation épithéliales. Parfois de nombreuses vésicules d'herpès se développent sur la vulve, sur les grandes et les petites lèvres.

Cette inflammation détermine une tension douloureuse des organes génitaux externes; la marche devient difficile, souvent presque impossible; les malades marchent lentement, les jambes écartées ; car tout frottement est douloureux, et, parfois tellement douloureux que le décubitus dorsal, je le répète, peut seul donner un soulagement.

En même temps, les femmes accusent une douleur plus ou moins vive en urinant, cette douleur résulte du contact de l'urine sur les parties excoriées. Les femmes éprouvent au niveau de la vulve une cuisson, une sensation de brûlure, une douleur parfois intense. En les interrogeant sur le siège de la douleur, le médecin doit faire préciser exactement si la douleur siège dans l'urèthre même ou en dehors du canal, sur les téguments vulvaires. Cette précision est nécessaire pour établir le diagnostic entre la vulvo-vaginite simple aiguë et la vulvo-uréthro-vaginite aiguë blennorrhagique. Dans votre interrogatoire il est donc nécessaire de demander nettement et à plusieurs reprises si la cuisson qu'éprouve la malade se fait sentir au moment du premier jet d'urine ou après que la malade à commencé à uriner. Dans la vulvite et dans l'uréthrite, le siège de la douleur n'est pas le même ; l'examen direct des parties malades en donne une explication suffisante. C'est donc là un point important pour le diagnostic, il faut lui attribuer la valeur qui lui est due.

Dans la vaginite aiguë simple on peut encore observer l'inflammation des ganglions péri-vaginaux et inguinaux. Vous vous rappelez la distribution des lymphatiques du vagin et vous savez que ceux du segment postérieur se rendent dans les ganglions du petit bassin, tandis que ceux de la partie antérieure vont se terminer dans les ganglions de l'aine ; aussi, dans l'affection qui nous occupe, n'est-il pas rare d'observer l'adéno-lymphite péri-utérine en même temps que l'adénite inflammatoire de la région de l'aine et du pubis. Ces ganglions inguinaux s'enflamment, deviennent douloureux, se tuméfient et même s'abcèdent. Dans ces circonstances, le pus est de bonne nature et la cavité de l'abcès se cicatrise plus ou moins vite ; mais jamais on n'observe ces décollements et ces ulcérations de mauvais aspect qui caractérisent l'adénite chancreuse simple ; il y a alors un véritable chancre inguinal qui peut comme les autres devenir phagédénique.

Si l'on pratique l'examen direct on apprécie le degré d'inflammation. Le plus ordinairement la vulve est rouge, enflammée, la vulvite accompagne la vaginite ; quelquefois cependant la vulve est saine ; on constate seulement au niveau de l'orifice vulvo-vaginal une quantité plus ou moins grande de liquide séro-purulent, purulent, prêt à s'écouler ; il est fluide, non glutineux, non filant, caractères spéciaux appartenant en propre au liquide vaginal et qui le distinguent du liquide leucorrhéique utérin, lequel est filant, glutineux, adhérent.

Ce caractère différentiel entre les liquides vaginaux et utérins est très important à retenir, car il vous permettra souvent de faire immédiatement le diagnostic du siège de la lésion, surtout chez les enfants.

L'odeur du liquide purulent de la vaginite aiguë simple est parfois nulle ; le plus souvent elle est aigrelette, assez forte.

2

Dans la vaginite aiguë simple le toucher est douloureux ; le vagin est chaud ; il existe une tension de toute la muqueuse vaginale, les plis du vagin sont saillants, le doigt peut même constater l'existence de rugosités qui, nous le verrons, sont constituées par des granulations. Je reviendrai sur ce fait qui a quelque importance, puisque les auteurs ont fait de la présence de ces granulations une entité morbide : la vaginite granuleuse. Or, il n'en est rien ; les granulations peuvent apparaître dans toutes les vaginites ; on les rencontre surtout dans les vaginites constitutionnelles, principalement dans la vaginite scrofuleuse. Les granulations ne sont donc, ainsi que je l'ai dit, qu'une modalité anatomique de la vaginite ; elles ne constituent nullement une entité morbide spéciale. Le toucher permet encore, dans certains cas, de constater un épaississement de la muqueuse du vagin et cet épaississement se traduit par une légère induration ; il est dû à l'extension de l'inflammation au tissu sous-muqueux et au tissu cellulaire péri-ganglionnaire. C'est dans cette circonstance que des abcès sous et péri-vaginaux peuvent se produire et disséquer pour ainsi dire les parois du vagin. Ces abcès fusent dans certains cas du côté de l'anus et donnent lieu à des fistules ano-vaginales qu'il ne faut pas confondre avec les fistules ano-vulvaires, qui, elles, s'ouvrent, ainsi que je vous l'ai dit, en avant de l'anneau vulvaire et reconnaissent pour cause l'inflammation et la suppuration des glandes péri-vulvaires, diverticules des glandes de Bartholin. Enfin le toucher fait encore reconnaître l'existence des ganglions enflammés siégeant autour du segment postérieur du vagin ; quelques-uns se rencontrent jusque sur les parois du bassin et du pubis.

Tels sont les symptômes révélés par le toucher ; mais celui-ci, je vous l'ai dit, est douloureux, il doit donc être pratiqué avec la plus grande douceur et la plus grande attention. Dans quelques cas, sachez-le, malgré toutes les précautions que vous prendrez, le toucher est impossible, tant il provoque de douleurs. Ces faits s'observent, alors que l'inflammation existe principalement au niveau du segment antérieur du vagin et de l'anneau vulvaire. Les téguments sont en effet le siège d'une hyperesthésie telle que le plus léger attouchement détermine une douleur excessive et une contracture de l'anneau vulvaire. Ce sont ces faits que j'ai décrits sous le nom de faux vulvisme.

Après avoir constaté par le toucher les signes précédents, vous procédez à l'examen du vagin au moyen du spéculum. Cet instrument doit être introduit avec la plus grande douceur, avec les plus grands ménagements. Son introduction est toujours douloureuse, en pareil cas. Les signes constatés plus haut vous en donnent une facile explication. Parfois même elle est tellement douloureuse qu'il faut y renoncer.

Il est une particularité inhérente à l'introduction du spéculum dans le cas de vaginite aiguë que je dois vous faire connaître, parce que prévenu vous éviterez dans votre pratique de la ville bien des désagréments. Je veux parler de l'écoulement sanguin produit par l'introduction de cet instrument. Cet écoulement se montre alors que des granulations tapissent la muqueuse vaginale. Aussi lorsque par le toucher vous en avez reconnu l'existence, ayez soin de prévenir la malade que l'introduction nécessaire du spéculum pour la renseigner exactement sur son affection produira probablement un léger écoulement de sang qui, du reste, sera sans gravité. Sans cette précaution la femme vous accusera de maladresse, de brutalité, se croira blessée et ira demander à un autre médecin sa guérison.

Sachez de même que le spéculum ayant franchi l'anneau vulvaire, le médecin éprouve une certaine difficulté à faire cheminer l'instrument par suite de la tuméfaction, de l'épaississement de la muqueuse vaginale enflammée. Aussi je ne saurais trop vous recommander une grande douceur, une grande prudence. Il faut faire cheminer l'instrument peu à peu, en lui faisant exécuter de légers mouvements de rotation, alors qu'il s'agit du spéculum plein, comme le spéculum de Fergusson dont je me sers constamment, parce qu'il est le meilleur de tous les instruments de ce genre. Ces mouvements déplissent peu à peu l'organe et vous permettent en outre de constater *de visu* toutes les lésions dont la muqueuse est atteinte.

C'est ainsi que vous constatez une rougeur intense de cette membrane. Cette rougeur est localisée à une partie du vagin ou étendue à toute la surface. Les plis du vagin sont saillants ; le canal tout entier est tapissé d'une couche uniforme de pus.

En retirant le spéculum, on observe souvent de petites déchirures au niveau des granulations et siégeant même sur la muqueuse vaginale. Ces déchirures ont été produites au moment de l'introduction du spéculum et reconnaissent pour cause la tuméfaction des parois. Ces lésions sont très importantes à constater. Toutes les fois que les parois du vagin saignent, il faut les essuyer avec le plus grand soin à l'aide du pinceau, et regarder exactement d'où vient le sang ; car s'il provient d'une déchirure de la muqueuse vaginale, il faut avoir soin d'appliquer un tampon isolant, tel qu'un cataplasme Lelièvre, par exemple, qui a pour but de tenir écartées les parois vaginales pendant la cicatrisation. Si l'on néglige ces précautions, de petites cicatrices se forment, et peu à peu elles arrivent à produire des brides, et même des rétrécissements du vagin, ainsi que j'ai pu en constater plusieurs cas. C'est un fait clinique des plus intéressants et des plus importants à connaître.

En même temps que le spéculum vous permet d'apprécier les lésions vaginales, vous constatez l'état du col de l'utérus. Si la vaginite est primitive, le col offre des lésions de même nature que celles du vagin, la muqueuse qui tapisse la partie intra-vaginale est rouge, tuméfiée. Çà et là vous constatez à sa surface des érosions superficielles qui ne sont que le résultat de la desquamation épithéliale produite par la macération de l'épithélium dans le liquide vaginal. Ces érosions tantôt petites, du volume d'une tête d'épingle, d'une lentille, tantôt volumineuses, larges, du volume d'une pièce d'un et de deux francs, embrassant parfois tout le col, sont rouges, à contours irréguliers; elles saignent facilement au moindre contact. Elles ne se prolongent jamais, comme le pense M. Gallard, dans l'intérieur du col. En avançant un pareil fait, ce gynécologiste a confondu la vaginite primitive et isolée avec la vaginite consécutive à une métrite. Dans ce cas, en effet, l'orifice utérin est plus ou moins entr'ouvert ; il donne issue à un liquide leucorrhéique, glutineux, adhérent, purulent, ordinairement nauséeux et fétide ; sur les bords, tout en constatant des érosions irrégulières, superficielles, dues à la chute épithéliale, on aperçoit des ulcérations plus ou moins larges, plus ou moins superficielles, dues à l'inflammation des follicules si nombreux à ce niveau. Cette inflammation des follicules, vous le savez, est un des grands caractères de la métrite ; c'est à elle, ainsi que je l'ai établi dans mon Traité clinique des affections de l'utérus, qu'il faut attribuer la production des ulcérations qui accompagnent assez souvent, mais pas toujours, l'inflammation utérine. Lorsqu'elles existent sur le col, elles se prolongent assez souvent dans sa cavité.

Tels sont, Messieurs, les signes fonctionnels et physiques de la vaginite aiguë simple. Avant de quitter cette étude des symptômes de la vaginite, je dois revenir sur un point assez important : je veux parler des petites élevures, des granulations, qui, alors qu'elles existent, donnent à la muqueuse vaginale enflammée un aspect chagriné.

Ces petites éminences, ces granulations de volume et d'aspect variables, sont dues, ainsi que l'a dit de Sinéty, à une hypertrophie des papilles normales, et non, ainsi que certains auteurs le pensent, à l'augmentation de volume des glandes vaginales, opinion inexacte, puisque, à propos de la structure du vagin, j'ai dit qu'il n'existait pas de glandes dans l'épaisseur de la muqueuse. Ces granulations ne sont pas constantes; elles font même souvent défaut. Aussi les auteurs ont été conduits à en rechércher les causes et à considérer alors la vaginite comme une affection spéciale qu'ils ont décrite sous le nom de vaginite granuleuse.

C'est ainsi que, confondue avec l'inflammation virulente, décrite par Ricord sousle nom de *psorélytrie*, elle a été surtout bien étudiée en 1844 par Deville, ancien interne de cet hôpital. D'après cet auteur, la vaginite granuleuse est caractérisée par des granulations rouges occupant quelquefois des points isolés du vagin, mais couvrant le plus ordinairement toute la surface de la membrane muqueuse. Ces granulations sont tantôt disséminées, tantôt confluentes; leur forme est celle d'un hémisphère; leur volume égale à peu près celui d'un demi-grain de millet.

Ces granulations se développent sur les rides du vagin ou dans leur intervalle; on les trouve fréquemment sur le museau de tanche, dans ce cas, il ne faut pas confondre ces granulations avec les follicules enflammés; celles-là ne s'ulcèrent pas, elles peuvent persister longtemps; mais elles finissent par s'affaisser et disparaître.

Fréquentes, ajoute Deville, chez les femmes enceintes, elles sont assez rares chez les filles nullipares; on les rencontre plus souvent chez les femmes de 30 ans environ, que chez les filles de 18 à 19 ans. La constitution de la malade ne saurait être invoquée dans leur production. Tel est le résumé du travail de Deville.

Deville et les gynécologues ont recherché les causes de ces granulations sans nous donner une solution satisfaisante. C'est ainsi que les uns admettent que les flueurs blanches constituent une cause prédisposante de leur développement. M. A. Guérin ne le croit pas. D'autres admettent qu'elles ne se rencontrent que dans la blennorrhagie et font jouer par suite un rôle prépondérant à l'affection virulente. Ainsi Deville a constaté la vaginite granuleuse onze fois sur quatorze cas de vaginite blennorrhagique. M. A. Guérin pense qu'elles peuvent être le résultat de la contagion, sans soutenir pourtant que telle en est la cause constante.

La vaginite granuleuse existant parfois dans le cours de la grossesse, on a été admis à attribuer leur production à l'influence d'un obstacle à la circulation en retour du sang veineux des organes génitaux; la coloration de ces granulations est, en effet, souvent d'un rouge si intense qu'il semble qu'il y ait hémorrhagie. En outre, abandonnée à elle-même, cette vaginite dure autant que la grossesse ; si elle persiste, elle est très atténuée après l'accouchement.

C'est une affection, disent les auteurs, essentiellement chronique, quoique susceptible de devenir aiguë sous l'influence d'une cause qui vient s'ajouter à celle qui l'a produite. Essentielle, indépendante de la gestation, sa durée est également longue. Elle peut cependant diminuer et disparaître même par les bains et les soins de propreté ; elle est plus rebelle toutefois que la vaginite simple.

J'ai tenu, messieurs, à vous faire connaître les diverses opinions émises par les auteurs relativement aux granulations du vagin, à leur production et à la caractéristique qu'elles donnent à la vaginite. Pour moi, vous le savez, ces opinions ne reposent sur aucune base sérieuse. L'interprétation des granulations vaginales est tout autre. Ces granulations ne constituent qu'une modalité anatomique de l'inflammation vaginale et ne sauraient être considérées comme une entité morbide spéciale, comme une affection spéciale du vagin. On les rencontre aussi bien dans l'inflammation simple du vagin que dans la vaginite blennorrhagique, dans la vaginite des femmes enceintes. Par contre, tous les jours vous constatez leur absence dans ces deux dernières vaginites. Ce n'est qu'à de rares intervalles que je puis appeler votre attention sur leur existence et vous savez pourtant combien sont fréquentes, dans cet hôpital, la vaginite blennorrhagique, la vaginite des femmes enceintes. Ces causes invoquées pour leur développement, la virulence d'une part, l'obstacle à la circulation en retour, d'autre part, n'ont donc aucune valeur. A quoi attribuer le développement de ces granulations? Quelle est, en un mot, leur cause ?

Leur cause réside dans la maladie constitutionnelle ou diathésique préexistante à la vaginite simple, traumatique ou virulente. Toutes les fois que l'inflammation vaginale se développe sur une femme atteinte d'une maladie constitutionnelle ou diathésique, scrofule, arthritis et même herpétis, vous constatez la production de granulations, et cela est si vrai qu'à la simple constatation de granulations pendant l'évolution de la vaginite, vous pouvez affirmer, ainsi que vous me le voyez faire depuis tantôt sept ans, l'existence d'une maladie constitutionnelle ou diathésique à l'état latent ou en pleine éclosion. Cette opinion, messieurs, repose sur des faits indiscutables, aujourd'hui au nombre de plus de trois mille. J'ajoute que le dépouillement de mes observations montre que, de toutes les maladies constitutionnelles, la scrofule est celle qui se rencontre le plus fréquemment, comme c'est aussi celle qui influence au plus haut degré l'évolution de la vaginite, en ce qu'elle en retarde les phases résolutives, qu'elle est une cause fréquente des rechutes, et qu'elle est une cause puissante de la chronicité de l'inflammation vaginale.

Aujourd'hui, je le répète, ces faits sont indiscutables. Les granulations qui surviennent dans le cours de la vaginite sont dues à une maladie constitutionnelle ou diathésique. C'est à ce titre qu'elles ne constituent qu'une modalité anatomique de l'inflammation, qu'elles ne peuvent constituer une espèce morbide particulière.

Dans le même ordre d'idées, la vaginite gangreneuse qui survient pendant la puerpéralité, en dehors de tout traumatisme, reconnaît pour cause une maladie générale infectieuse dont le caractère spécial est la suppuration et la gangrène. C'est le même fait anatomique que nous rencontrons dans toute maladie générale infectieuse, fièvre typhoïde, typhus, rougeole, etc., etc. Cette vaginite gangreneuse n'est donc qu'une modalité anatomique de l'inflammation vaginale ; elle ne saurait à aucun titre constituer une entité morbide, ainsi que les auteurs l'ont prétendu.

La vaginite, chez la femme en couches, doit être surveillée avec le plus grand soin, parce qu'il peut se produire des pertes de substances plus ou moins volumineuses, portant sur la muqueuse et parfois sur le tissu sous-muqueux, d'où la production de cicatrices qui rétrécissent plus ou moins le vagin, de brides plus ou moins saillantes qui portent obstacle au coït.

Dans ces conditions se développent également les abcès sous-muqueux du vagin. Dans bien des cas on les voit se limiter, mais parfois l'inflammation se propage aux ganglions périvaginaux, au tissu cellulaire qui enveloppe ce canal et constitue la périvaginite phlegmoneuse. Dès lors le tissu conjonctif du petit bassin est envahi lentement et des accidents, assez graves pour compromettre la vie, se développent peu à peu.

Ces abcès sont quelquefois l'origine de fistules recto-vaginales, qu'il ne faut pas confondre, ai-je dit, avec les fistules recto-vulvaires, dues à l'inflammation des glandes vulvo-vaginales

L'évolution de la vaginite aiguë est assez régulière. Les phénomènes inflammatoires atteignent rapidement leur summum d'intensité, puis ils diminuent progressivement et disparaissent ou bien ils passent à l'état chronique. S'il existe des granulations, l'évolution est plus lente.

Tels sont les symptômes et la marche de la vaginite aiguë simple.

Quant à la vaginite constitutionnelle, elle est rarement aiguë. L'état aigu se montre surtout alors que la vaginite est arthritique ou herpétique, alors qu'elle s'accompagne d'une éruption confluente de vésicules d'herpès ou d'eczéma, ainsi qu'il m'a été donné d'en recueillir plusieurs observations. Sauf du reste l'éruption, les symptômes fonctionnels sont à peu près ceux de la vaginite aiguë simple. Quant aux signes physiques et à l'évolution de cette vaginite, je vais les exposer à propos de l'étude de chacune d'elles en particulier et m'efforcer de faire ressortir la modalité clinique qui leur est propre, afin de mettre en lumière le diagnostic et par là même asseoir sur des bases précises les indications thérapeutiques que comporte la vaginite constitutionnelle.

Vaginite scrofuleuse. — La vaginite scrofuleuse, qui se rencontre sur un terrain le plus souvent facile à reconnaître, présente une allure particulière ; elle se montre sous deux formes : 1° la forme granuleuse ; 2° la forme non granuleuse. La muqueuse est rouge et le siège d'un écoulement séro-purulent plutôt que purulent, plus ou moins abondant. Les granulations, lorsqu'elles existent, sont petites, brillantes, ou bien elles sont larges, aplaties. Au toucher, on n'observe pas de chaleur. Le spéculum permet de constater que parfois le catarrhe vaginal qui caractérise la vaginite scrofuleuse s'accompagne, au lieu de granulations, d'une éruption de vésicules plus ou moins petites, disséminées ou situées linéairement sur l'une des parois ou sur toutes les parois (herpès) ou bien agglomérées, réunies sous forme de plaques légèrement saillantes, irrégulières de forme (eczéma), existant de même sur une ou plusieurs parois vaginales. Ces éruptions occupent généralement tout le vagin, aussi bien le segment antérieur que le segment postérieur (distinction capitale avec les syphilides vaginales qui, elles, sont presque toujours situées dans le segment postérieur). En même temps que cette éruption occupe le vagin, il est fréquent de la constater sur le col utérin. Ces vésicules sont facilement reconnaissables aux caractères suivants : elles offrent un aspect brillant, de coloration transparente ; au toucher, on a la sensation d'une légère boursouflure de la muqueuse vaginale ; si, avec la pointe d'une aiguille, on les perce, on voit sourdre une sérosité transparente ; vidées de leur contenu, on constate deux aspects différents : ou bien leur coloration est grisâtre, due à l'épithélium exfolié, ou bien leur coloration est rouge au centre ; la circonférence est grise, bordée par l'épithélium détaché et en partie détruit, qui forme une véritable collerette épidermique (caractère pathognomonique de cette éruption, et la différencie des syphilides érosives, des granulations et des plaques rouges de la vaginite dues, ai-je dit, à la chute de l'épithélium

macéré par les liquides vaginaux). Il n'est pas jusqu'à la circonférence irrégulière, policyclique, caractérisant l'éruption herpétique
des muqueuses, alors qu'elle est confluente, qui ne se rencontre sur
la muqueuse vaginale, alors que l'éruption vésiculeuse est confluente.

Les vésicules sont facilement déchirées par l'introduction du spéculum ; elles laissent alors suinter une gouttelette de sang qui, essuyée,
permet de reconnaître l'aspect de la vésicule déchirée, précédemment
décrit.

Tels sont, Messieurs, les symptômes cliniques de la vaginite scrofuleuse qui, joints à une évolution lente, chronique ordinairement, et
aux symptômes locaux et généraux de la maladie scrofuleuse, la caractérisent assez pour permettre au médecin de la reconnaître assez facilement.

Vaginite arthritique. — La vaginite arthritique se caractérise par
une rougeur intense, presque lie de vin, brillante, de la muqueuse
vaginale. La sécrétion purulente est parfois abondante, d'une odeur
pénétrante ; d'autres fois, au contraire, et c'est une particularité intéressante à noter, la sécrétion est presque nulle. Les malades
éprouvent alors une sensation de striction, de resserrement très
douloureux. Le vagin est le siège d'une vive chaleur.

Les malades éprouvent une sensation de cuisson, de brûlure. Assez
souvent le vagin et même la vulve sont hyperesthésiés et le siège de
névralgies assez vives. De même que dans la précédente, on peut observer une éruption d'herpès ou d'eczéma.

L'évolution de cette vaginite offre des particularités intéressantes
à connaître. Si, parfois, elle est régulière et se termine rapidement par la guérison, d'autres fois au contraire elle est irrégulière et sa durée assez longue par suite des récidives fréquentes
qui surviennent à chaque instant et paraissent liées surtout à des
variations de température, à l'état d'humidité de l'atmosphère,
à un refroidissement subit. Elle coïncide alors avec des douleurs
musculaires, articulaires, avec des névralgies. Parfois on constate
une certaine alternance entre ces divers phénomènes morbides
de l'arthritisme. De même, on voit la vaginite coïncider avec des
éruptions sur la peau, avec des inflammations ou des congestions
des muqueuses, angines, laryngites, etc., etc., ou bien alterner
avec des manifestations arthritiques. Je vous ai signalé le cas de
cette malade, atteinte d'une vaginite arthritique et d'une urticaire, présentant cette alternance au plus haut degré. Je vous signa-
lerai aussi le fait d'une autre de mes malades qui présente une alter-

nance marquée entre l'angine et la vaginite dont elle est atteinte depuis quelques mois. Ces faits, du reste, sont du domaine de l'histoire de l'arthritis et nous en avons trouvé notamment d'analogues, lorsque nous avons étudié la métrite constitutionnelle, la vulvite constitutionnelle arthritiques ou herpétiques.

Vaginite dartreuse. — La vaginite dartreuse présente une certaine analogie avec la vaginite arthritique relativement à ses symptômes : c'est ainsi que la rougeur de la muqueuse vaginale est des plus intenses, que la chaleur vaginale, la cuisson, la brûlure sont très vives ; la sécrétion purulente assez abondante parfois est d'autres fois très peu prononcée. Mais elle en diffère en ce que les névralgies vulvaires, lombo-abdominales, crurales, sont plus accusées, plus fréquentes. L'hypéresthésie vulvaire allant jusqu'au vulvisme vrai avec contracture s'observe de même plus fréquemment. Le prurit vulvaire est presque constant ; aussi la masturbation est plus fréquente ; les signes de la déformation des organes génitaux externes produite par cet acte sont très accusés. Les éruptions herpétiques et eczémateuses sont constantes. Elles sont, en outre, généralisées aux organes génitaux, vous les rencontrez sur la vulve, le vagin et même le col utérin. Enfin la vaginite herpétique coïncide ou alterne, ainsi que la vaginite arthritique, avec des manifestations morbides de même nature, existant soit sur les téguments externes, soit sur les muqueuses, soit même sur les organes splanchniques. J'en ai cité quelques cas dans mon Traité clinique des affections de l'utérus et il me serait facile de vous en rapporter vingt cas nouveaux que j'ai recueillis depuis quatre ans, si je ne craignais de donner trop d'extension à ces leçons. Je mets du reste, ainsi que je le fais tous les ans, toutes mes observations à la disposition de ceux d'entre vous qui désireraient traiter ce sujet dans leur thèse inaugurale. L'évolution de la vaginite herpétique, de la vaginite dartreuse est longue, à cause des récidives fréquentes auxquelles elle est exposée. C'est une affection des plus rebelles à la thérapeutique ; elle fait le désespoir du médecin et de la malheureuse femme qui en est atteinte.

A côté de la vaginite dartreuse, je placerai la vaginite due à un zona du vagin dont j'ai observé un cas sur lequel j'ai appelé votre attention. L'éruption ici est probablement liée à une névrite, ainsi que l'admettent quelques auteurs. Elle a eu ceci de caractéristique qu'elle n'occupait qu'un côté du vagin, qu'elle coïncidait avec une névralgie très intense, que l'éruption de grosses vésicules d'herpès était linéaire, dirigée à peu près d'arrière en avant, qu'à son niveau la muqueuse vaginale était rouge intense, enflammée seulement dans sa moitié droite ; que la sécrétion purulente était peu abondante, et qu'il n'existait surtout aucune affection blennorrhagique récente ou ancienne.

L'évolution a été relativement assez rapide. Aux vésicules qui se sont rompues ont succédé de petites ulcérations saignantes que j'ai traitées par la poudre d'amidon et un tampon isolant dans le vagin, afin d'empêcher, au moment de la cicatrisation, la production de brides cicatricielles vaginales. La cicatrisation était opérée au bout d'un mois et demi, se caractérisant par un léger point blanc tranchant sur la coloration rosée normale de la muqueuse.

Tels sont, Messieurs, les signes qui caractérisent la vaginite aiguë constitutionnelle dans ses diverses modalités cliniques et anatomiques, dans son évolution. Etudions maintenant la vaginite chronique.

Vaginite chronique. — La vaginite aiguë simple, traumatique ou constitutionnelle, au lieu de se résoudre, de se terminer rapidement par la guérison, peut se prolonger et évoluer vers l'état chronique. De toutes les causes invoquées par les auteurs comme produisant ce résultat, telles que leucorrhée utérine, menstruation, coït, injections vaginales, pessaires, etc., etc., il n'en est pas de plus efficace que l'état constitutionnel de la malade. La scrofule, l'arthritis, l'herpétis prédisposent au plus haut degré l'inflammation d'une muqueuse à devenir chronique. La muqueuse vaginale, pas plus que les autres muqueuses, que les muqueuses notamment du tube digestif, du système broncho-pulmonaire, que la muqueuse uréthrale, que la muqueuse utérine, n'échappe à cette loi de pathologie générale.

Aussi rien de plus fréquent que la vaginite chronique, affection pourtant peu connue des médecins et à laquelle les gynécologues ont accordé peu d'attention, préoccupés qu'ils sont par l'étude de la leucorrhée, de la vaginite blennorrhagique chronique. J'en ai recueilli de nombreuses observations dont les matériaux vont me servir à tracer de cette affection une étude aussi fidèle que possible.

La vaginite chronique débute d'emblée, alors qu'elle est constitutionnelle, alors qu'elle est surtout scrofuleuse, ainsi qu'on l'observe principalement chez les jeunes enfants ou chez les femmes âgées ; mais il est plus fréquent de la voir succéder à la forme aiguë. Dans ce cas elle se développe peu à peu, les phénomènes aiguës disparaissent, la chaleur vaginale, le sentiment de cuisson, la douleur cessent ; la sécrétion persiste, les lésions inflammatoires de la muqueuse s'atténuent ; d'autres se produisent. Ainsi la muqueuse vaginale est moins colorée, moins rouge ; la tuméfaction de la muqueuse et du tissu sous-muqueux a disparu ; on constate le plus souvent un relâchement de la muqueuse et du tissu conjonctif sous-muqueux qui favorise la production du prolapsus du vagin, tantôt complet, la muqueuse venant former un bourrelet circulaire à l'orifice vulvaire, tantôt incomplet, constitué seulement par la paroi antérieure du vagin. Il n'est pas rare alors de constater un épaississement de la muqueuse vaginale, dû à une hypertrophie des éléments. Actuellement vous pouvez en observer un très bel exemple sur une malade de la salle Natalis Guillot, atteinte d'une vaginite chronique scrofuleuse, non blennorrhagique. Les plaques rouges dues à la desquamation épithéliale sont moins fréquentes ; cependant on peut en constater parfois de petites à forme irrégulière sur la partie vaginale du col. Les granulations peuvent manquer ; toutefois elles sont fréquentes et peut-être même plus fréquentes, puisque, ai-je dit, l'état chronique est ordinairement sous la dépendance d'un état général constitutionnel ou diathésique ; elles sont en général petites et aplaties, situées sur les plis transversaux. La surface du vagin est le plus ordinairement baignée par un liquide plutôt séro-purulent que purulent, d'abondance variable.

Ce liquide louche, plus ou moins coloré en jaune, n'est pas visqueux, n'a pas l'apparence cailleboté du liquide utérin de la leucorrhée utérine. La quantité en est parfois considérable au point de devenir une cause de gêne et de dégoût.

Le linge des malades est, comme l'on dit, empesé ; les taches sont blanches ou légèrement jaunes ; d'autres fois la coloration est verte, comme dans la vaginite aiguë.

La douleur n'existe pas dans la vaginite chronique, à moins que, sous une influence quelconque, l'état aigu ne réapparaisse, ce qui, je le dis tout de suite, est assez fréquent. Rien de plus commun, en effet, que les rechutes dans la vaginite chronique, surtout dans la vaginite constitutionnelle et principalement dans celle qui est d'origine arthritique ou herpétique. Ces rechutes coïncident souvent avec une nouvelle éruption de vésicules d'herpès ou d'eczéma.

Un phénomème morbide qui est presque constant dans la vaginite chronique, alors surtout qu'elle est d'origine constitutionnelle, c'est le prurit vulvaire dû à l'irritation de la muqueuse, aux éruptions qui se développent à la surface de la vulve. Ce prurit est parfois si intense qu'il est des plus pénibles pour la femme ; il la porte à se gratter, parfois jusqu'au sang, et la conduit presque fatalement à la masturbation. Je vous l'ai dit, lors de mes leçons sur les déformations vulvaires, ce prurit est bien souvent pour les enfants l'origine invétérée de la manuélisation qui se montre même à un âge assez avancé. Aussi, Messieurs, devez-vous, ainsi que je l'ai dit dans mes leçons sur le prurit vulvaire, rechercher avec le plus grand soin les causes de ce symptôme morbide et, parmi elles, la vaginite chronique scrofuleuse.

La vaginite chronique, ai-je dit, récidive souvent ; aussi son évolution est lente, de longue durée. Par suite le pronostic est assez sérieux. Du reste, il est directement en rapport avec l'état constitutionnel du sujet. En tout état de cause, le pronostic de la vaginite arthritique, de la vaginite herpétique est plus sérieux que celui de la vaginite scrofuleuse.

Les causes de la vaginite chronique non constitutionnelle sont assez nombreuses. Elles sont toutes locales et de même ordre que celles de la vaginite aiguë non constitutionnelle : abus de coït, introduction de corps étrangers, pessaire, etc. La vaginite chronique est assez souvent aussi symptomatique d'une autre affection : métrite, néoplasmes de l'utérus, tumeur de l'ovaire, du rectum, de la vessie. On peut dire d'une manière générale que toutes les affections abdominales qui gênent la circulation du petit bassin peuvent s'accompagner de vaginite chronique. C'est à ce titre qu'agirait la grossesse.

Outre ces causes, les auteurs ont aussi invoqué la disposition béante de l'orifice vulvaire qui n'opposerait aucun obstacle à la pénétration des poussières et de l'air froid. Enfin M. Després signale l'incontinence d'urine comme cause de l'inflammation chronique du vagin, chez les femmes âgées. Dans ce cas l'urine produit une inflammation de la vulve, de l'orifice vulvaire qui se propage aux parties profondes du vagin.

Diagnostic. — Le diagnostic de la vaginite est un chapitre complexe et fort important. Il comporte, en effet, le diagnostic de la lésion ou diagnostic anatomique, celui de la cause ou diagnostic pathogénique, enfin celui de la nature de l'affection ou diagnostic nosologique. Ce triple diagnostic est nécessaire alors qu'il s'agit de donner des bases solides et précises à l'évolution, au pronostic et surtout au traitement de l'inflammation vaginale. Vous ne pouvez, en effet, porter un jugement sérieux sur une affection et en tirer pour le traitement des indications nettes, si vous ne connaissez pas exactement la lésion qui la constitue, les causes qui la produisent, la maladie générale constitutionnelle ou diathésique qui préside à son évolution. Au diagnostic de la lésion, diagnostic anatomique, correspond le traitement local, ou traitement anatomique ; à celui de la cause, diagnostic pathogénique, correspond le traitement pathogénique qui a pour but d'écarter, de supprimer toutes les circonstances qui favorisent ou qui provoquent la vaginite ; au diagnostic de la nature de l'affection, c'est-à-dire au diagnostic nosologique, correspond le traitement de la maladie générale constitutionnelle ou diathésique sous l'influence de laquelle évolue l'inflammation vaginale : c'est le traitement nosologique.

Il est donc important, Messieurs, dans le diagnostic de la vaginite, de résoudre les trois problèmes précités ; sans cette solution, la thérapeutique est empirique, elle n'est qu'une suite de tâtonnements et d'indécisions. Ce triple diagnostic n'est évidemment pas toujours facile, surtout lorsqu'il s'agit d'établir la nature de la vaginite, son origine virulente ou non, son origine constitutionnelle. Cependant il ne faut pas s'exagérer les difficultés. Si vous voulez bien tenir compte des lésions anatomiques, de leur évolution, des commémoratifs, de l'habitus extérieur du sujet, de ses antécédents héréditaires, vous arriverez sinon toujours à une solution complète, du moins à une approximation telle qu'un examen attentif de tous les jours, qu'une thérapeutique bien précise viendront la changer en peu de jours en certitude complète. Examinons donc, Messieurs, la vaginite non blennorrhagique à ce triple point de vue. Et d'abord comment arriver à élucider le diagnostic anatomique ?

Ce diagnostic comporte la solution du problème suivant : y a-t-il vaginite ? Reconnaître une vaginite alors qu'on a à sa disposition le toucher vaginal et le spéculum chez une femme déflorée n'est pas chose difficile. La chaleur du vagin, la douleur, la rougeur de la muqueuse, le liquide purulent qui la baigne sont des signes morbides suffisants pour asseoir le diagnostic. Mais où le diagnostic anatomique devient difficile, c'est lorsqu'il s'agit de déterminer l'existence de l'inflammation vaginale chez une enfant, chez une jeune fille ou chez une femme non déflorée. Dans ce cas le médecin arrive à ce diagnostic par une analyse minutieuse du liquide qui baigne la vulve. Ce liquide a des caractères physiques tels, suivant son origine, qu'il met le médecin sur la voie de sa production et lui permet ainsi de reconnaître le plus ordinairement l'organe malade. Ce·n'est qu'à la dernière extrémité et devant une nécessité impérieuse qu'il lui est permis, pour établir le diagnostic, de se livrer à une exploration vaginale par le toucher ou par le spéculum.

Quels sont donc, Messieurs, les caractères différentiels des liquides vaginaux, utérins et vulvaires ?

Le liquide vaginal, leucorrhée vaginale, est de coloration blanche, laiteuse, parfois verdâtre, sans viscosité, sans consistance ; il n'est pas glutineux, pas adhérent ; il est parfois épais et forme un magma caillehoté, butyreux, d'odeur nauséabonde. La réaction en est alcaline, s'il ne séjourne pas dans le vagin ; elle est acide dans le cas contraire, rougissant le papier de tournesol ; c'est là, je le dis en pas-d'où une mauvaise condition pour la vitalité des spermatozoaires, d'où une cause de stérilité, ainsi que l'a montré Charrier. Au microscope on observe d'énormes cellules épithéliales pavimenteuses. Ce liquide laisse sur le linge des taches arrondies, jaunâtres ou verdâtres.

Le liquide utérin, leucorrhée utérine, au contraire, est albumineux, filant, visqueux, tenace, analogue à la glaire de l'œuf cru ; il est de transparence parfaite, ou louche suivant la quantité des globules de pus qu'il contient ; il est complètement blanc, grisâtre et même verdâtre, s'ils sont nombreux ; il est strié de blanc, s'ils sont en petit nombre. Son odeur est parfois nauséeuse. La réaction est toujours alcaline. Au microscope, on trouve des cellules épithéliales cylindriques, à cils vibratils et à noyaux. On observe de plus des globules de pus et parfois des hématies.

Les caractères de ce liquide sont tels qu'on en reconnaît aisément la provenance ; il ne se mélange jamais complètement avec le liquide vaginal ou vulvaire. Aussi est-il facile de le distinguer au milieu d'eux, ainsi que vous me voyez le faire tous les jours pendant mes examens des malades.

Le liquide vulvaire est transparent, filant, visqueux ; son odeur est forte, aigre, elle est celle du suif rance. Alors qu'il est purulent, il est plus limpide que le liquide utérin, tout en restant légèrement visqueux. Au microscope se voient des débris d'épithélium pavimenteux ; sur le linge il laisse des taches allongées, irrégulières. Le liquide seul, vous le voyez, permet au médecin de dire exactement quel est l'organe malade qui le fournit, et au point de vue qui m'occupe, il joue un rôle prépondérant pour le diagnostic anatomique de la vaginite, qu'il s'agisse de l'enfant ou de l'adulte. Pour compléter ce diagnostic chez l'enfant, chez la femme vierge, vous comprimez le périnée, vous pressez sur le vagin au moyen du doigt introduit dans le rectum. Dans les deux cas vous faites sourdre le liquide vaginal par l'orifice vulvaire et vous en appréciez les caractères physiques.

Chez la femme déflorée, vous le complétez en pratiquant le toucher et en appliquant le spéculum. Le toucher vous fait apprécier la température, la consistance, la sensibilité de la muqueuse vaginale ; le spéculum met les lésions vaginales directement sous les yeux et permet de les reconnaître et de les différencier entre elles. C'est ainsi que vous appréciez si elles résultent d'une desquamation

épithéliale par macération, ou bien si elles sont dues à des granulations, à des érosions, à des ulcérations de l'herpès, du zona, de l'eczéma, du pemphigus. Il vous permet aussi de les différencier des
syphilides érosives, des syphilides papuleuses, papulo-hypertrophiques, des syphilides ulcéreuses.

Si vous voulez bien vous rappeler les caractères physiques que
j'ai donnés aux érosions de la muqueuse succédant à la chute de
l'épithélium macéré par le liquide vaginal, à ces érosions rouges
petites ou larges, de forme régulière ou irrégulière, occupant un ou
les culs-de-sac vaginaux et même le col, aux érosions en un mot qui
caractérisent la vaginite aiguë ou chronique, vous ne les confondrez
pas avec les vésicules herpétiques qui sont rarement isolées, se
montrent assez souvent par groupes, occupent indifféremment toutes
les parois du vagin, et existent le plus ordinairement, non seulement
sur la muqueuse vaginale, mais encore sur le col utérin, sur la vulve.
Ces vésicules intactes sont transparentes ; déchirées avec la pointe
d'une aiguille, elles donnent issue à un liquide clair, séreux; elles
sont remplacées alors par une petite érosion de forme régulière, ar-
rondie, entourée d'un cercle épidermique, alors qu'elle est isolée; de
forme irrégulière, policyclique, et entourée de même d'une collerette
épidermique, alors que les vésicules sont agglomérées, confluentes.
En outre, n'oubliez pas qu'il est fréquent de trouver cette éruption
vésiculeuse à différentes époques de son évolution, c'est-à-dire de
constater, à côté des érosions, des vésicules parfaitement intactes.
Enfin il est un autre caractère qu'il ne faut pas non plus oublier ;
c'est l'évolution successive, journalière des vésicules et cela parfois
pendant plusieurs jours. Tous ces caractères se retrouvent, à propos
de l'eczéma du vagin, dans les vésicules miliaires qui caractérisent
cette affection éruptive. Le diagnostic entre les érosions dues à la
macération de l'épithélium de la muqueuse et les éruptions vésiculeuses est donc facile. Il est de même facile avec les éruptions du
zona et du pemphigus.

Tout en faisant le diagnostic différentiel qui précède, vous établis-
sez les différences qui existent entre les éruptions vésiculeuses et les
granulations qui hérissent les plis transversaux de la muqueuse vaginale et vous diagnostiquez en même temps chacune de ces lésions.
Je n'insiste pas sur ce diagnostic différentiel. J'arrive à un diagnostic
vraiment difficile, mais que l'observation de tous les jours, l'habi-
tude acquise par l'examen de nombreuses malades, une étude attentive des lésions permettent de résoudre. Je veux parler du diagnostic différentiel entre les érosions, les granulations de la vagi-

nite et les syphilides érosives, papulo-érosives du vagin et du col, les syphilides ulcéreuses vaginales et même le chancre simple, non infectant du vagin. Ce diagnostic présente en effet de grandes difficultés alors surtout que, ainsi qu'il est fréquent de l'observer, les lésions syphilitiques coexistent avec celles de la vaginite, alors que le chancre simple, non infectant, coexiste avec la vaginite. Il faut, en pareils cas, reconnaître les lésions qui appartiennent à l'une ou à l'autre affection vaginale.

Vous arrivez, Messieurs, à établir ce diagnostic différentiel en vous rappelant que les syphilides érosives sont régulières de forme, sans cercle épidermique à leur circonférence, qu'elles sont disséminées sans ordre sur la muqueuse vaginale, tandis que les érosions dues à la macération épithéliale sont irrégulières de forme et siègent surtout dans les points où le liquide vaginal s'accumule, c'est-à-dire au niveau des culs-de-sac; aussi est-il fréquent, en pareil cas, de trouver toute la portion vaginale postérieure du col rouge, desquamée et saignante. Les syphilides papuleuses, papulo-hypertrophiques érosives sont de même disséminées sur la muqueuse vaginale; mais elles restent localisées, comme toutes les syphilides vaginales, dans la moitié postérieure du vagin; la moitié antérieure est rarement le siège de ces lésions. En outre elles sont de volume variable, saillantes, de couleur rouge sombre, même jambonnée, ainsi que vous le constatez sur cette pièce du musée qui a été moulée par M. Jumelin, dont vous ne sauriez trop apprécier les qualités d'artiste. Ces syphilides sont parfois agglomérées. Les granulations de l'inflammation vaginale siègent au contraire sur les plis du vagin; elles sont d'un rouge vif, saignantes et se rencontrent sur tout le vagin aussi bien dans le segment antérieur que dans le segment postérieur. Enfin vous constatez en même temps que ces granulations les lésions dues à la macération épithéliale.

Quant aux syphilides ulcéreuses, caractérisées par des bords saillants, arrondis ou irréguliers, suivant qu'elles sont isolées ou agglomérées, par un fond rouge, grisâtre, granuleux, recouvert de pus, il est impossible de les confondre avec les ulcérations dues à une éruption vésiculeuse, herpétique ou eczémateuse. Si votre embarras est grand à établir le diagnostic entre ces syphilides ulcéreuses et le chancre simple, non infectant du vagin qui, vous le savez, peut de même être multiple, recourez à l'inoculation de la lésion sur la malade elle-même. Dans le chancre non infectant l'auto-inoculation donne toujours un résultat positif.

Le diagnostic de la *cause* ou diagnostic pathogénique ne doit plus nous arrêter longtemps, maintenant que vous connaissez et l'aspect différent des lésions, et les causes locales ou générales qui peuvent produire et entretenir l'inflammation vaginale. L'observation de la malade, l'analyse attentive et scrupuleuse des symptômes, de l'évolution de l'affection, la recherche des antécédents vous permettent, plus peut-être que l'examen direct de l'organe atteint, de résoudre le problème de l'origine de la vaginite, de savoir notamment si l'inflammation vaginale est primitive ou consécutive, protopathique ou deutéropathique, simple, traumatique, virulente ou constitutionnelle. La solution du diagnostic pathogénique vous conduit ainsi à celle du troisième problème à résoudre, à savoir, le diagnostic nosologique, le diagnostic de la nature de l'affection vaginale.

C'est en tenant compte de tous les éléments que je viens de passer en revue, en s'appuyant notamment sur la constitution, le tempérament de la malade, sur les lésions et les symptômes, sur leur évolution et leur concomitance avec les phénomènes morbides des maladies constitutionnelles ou diathésiques, que le médecin reconnaît aisément si l'affection vaginale est constitutionnelle, si elle est scrofuleuse, arthritique ou herpétique. C'est, de même, en s'appuyant sur l'évolution de l'inflammation, sur l'existence de certaines lésions concomitantes qu'il arrive à reconnaître la nature virulente de la vaginite blennorrhagique.

En effet, si les lésions inflammatoires de la muqueuse vaginale sont exactement les mêmes et ne permettent pas toujours de résoudre la question pendante entre la vaginite simple et la vaginite blennorrhagique, il est toutefois des caractères morbides qui appartiennent en propre à cette dernière et permettent de la diagnostiquer sûrement. En vertu de sa virulence, la blennorrhagie vaginale jouit de la propriété propre à toute maladie virulente de ne pas rester localisée à l'organe primitivement atteint et de se propager par contagion successive aux organes environnants. C'est ainsi que la blennorrhagie occupe successivement, ou en même temps, non seulement le vagin, mais encore l'utérus, la vulve, l'urèthre et ses follicules, ainsi que les follicules péri-uréthraux désignées sous le nom de *prostate*, les glandes de Bartholin et leurs follicules isolés de la fosse naviculaire. Aussi, toutes les fois, sauf pourtant quelques cas de vulvite traumatique où les auteurs et M. le professeur Brouardel entre autres ont signalé la coexistence de l'uréthrite, toutes les fois, dis-je, et ce fait est important en médecine légale, que le médecin constate notamment la concordance d'une uréthrite et d'une vaginite, il peut conclure à la nature virulente de l'affection, par conséquent à sa contagiosité.

Pronostic. -- Le pronostic de la vaginite est variable. La gravité de cette inflammation consiste tout entière dans la longueur parfois désespérante de la maladie. Au point de vue du pronostic, il est donc important, comme pour le diagnostic, de tenir compte des lésions anatomiques, de l'origine et de la nature de l'inflammation vaginale.

La vaginite simple, aiguë ou chronique, primitive ou consécutive, se guérit rapidement. Il n'en est pas de même s'il existe des granulations. Dans ce cas, l'affection est plus rebelle au traitement; à cela il y a une raison : la vaginite granuleuse étant, ai-je dit, d'origine et de nature le plus ordinairement scrofuleuse. — La vaginite constitutionnelle ou diathésique, quelle que soit sa nature arthritique, herpétique, scrofuleuse ou tuberculeuse, présente une évolution lente et de longue durée, par suite des récidives, des rechutes nombreuses qu'elle présente. Aussi le pronostic de cette inflammation doit être très réservé. Toutes choses égales d'ailleurs, il est bon de savoir que la vaginite scrofuleuse est plus accessible aux moyens thérapeutiques que l'arthritique et l'herpétique. Aussi son pronostic est moins grave.

A propos du pronostic de la vaginite, cette question se présente : La vaginite simple est-elle contagieuse ? Peut-elle en un mot faire naître chez l'homme la blennorrhagie ? La solution de cette question trouvera mieux sa place dans mes leçons sur la blennorrhagie de la femme, où je pourrai discuter les opinions émises sur ce point doctrinal. Pour l'instant, je me borne à vous dire que certains médecins admettent la nature contagieuse du pus de la vaginite simple. M. A. Guérin ne l'admet pas. Avec M. Gosselin, qui a dit si juste ment : « Une femme ne peut communiquer que ce qu'elle a », je puis vous dire dès à présent que, partageant complètement cette opinion, je dénie toute contagiosité au pus de la vaginite simple. Lorsque j'étudierai la blennorrhagie, il me sera facile de vous montrer l'erreur commise par les auteurs qui, pour admettre une telle opinion, se sont basés sur des observations mal prises, sur des examens incomplets. Pour l'instant donc retenez ceci : la vaginite blennorrhagique, vaginite virulente, seule est contagieuse ; seule elle peut donner lieu chez l'homme à la blennorrhagie uréthrale ou aux accidents dits blennorrhagiques, se produisant notamment sur la muqueuse oculaire.

Traitement. — Le traitement de la vaginite se base sur les indications données par le triple diagnostic. Au diagnostic anatomique correspond le traitement de la lésion ; au diagnostic pathogénique, le traitement de la cause ; au diagnostic nosologique, le traitement de la maladie générale, constitutionnelle ou diathésique. Mais tout en faisant reposer sa thérapeutique sur ces principes primordiaux, le médecin doit aussi tenir compte de la modalité clinique de la vaginite, de sa manière d'être, de ses variétés. C'est en se conformant à toutes ces règles qu'il est assuré de guérir l'affection inflammatoire du vagin qui, ne l'oublions pas, offre parfois les plus vives résistances à la thérapeutique.

Traitement local, traitement de la lésion, traitement anatomique. — Le traitement local de la vaginite aiguë consiste pendant la période d'acuité dans l'application des antiphlogistiques. On prescrit les cataplasmes vaginaux confectionnés avec les cataplasmes Lelièvre, qui seront appliqués au nombre de quatre en 24 heures. Chaque application sera précédée d'une irrigation vaginale à l'eau de guimauve très chaude. En même temps on donne tous les jours un grand bain à l'eau d'amidon et, si l'introduction de la canule vaginale est facilement supportée, on prescrit l'emploi de cette canule pendant toute la durée du bain. Les lavements d'eau de guimauve tiède seront donnés matin et soir.

Ces moyens, combinés avec le repos au lit, avec un régime léger, avec des boissons rafraîchissantes, suffisent pour calmer en peu de jours l'état aigu. Lorsque l'inflammation a diminué d'intensité, lorsque l'application du spéculum n'est plus douloureuse, je prescris l'application de tampons vaginaux confectionnés avec du coton hydrophile imbibé de glycérine pure. En quelques jours, la vaginite même la plus intense est guérie, les lésions inflammatoires disparaissent, alors surtout que la vaginite est simple, qu'elle n'est pas d'origine constitutionnelle ou diathésique.

Lorsqu'il existe des granulations et que celles-ci n'ont pas disparu complètement par le traitement précédent, il faut recourir à des modificateurs plus énergiques, tels que l'acide borique, l'alun, le tannin, le nitrate d'argent. Ces agents ne seront pas employés suivant la méthode des injections qui n'ont aucune efficacité, mais bien comme topiques, appliqués directement sur la lésion.

C'est ainsi qu'à l'exemple du Dr Chéron je fais incorporer l'acide borique à la glycérine pure ; seulement j'emploie la formule suivante :

> Glycérine pure........ 100 gr.
> Acide borique........ 10 —

On imbibe avec ce glycéré, un gros tampon de coton hydrophile qu'on introduit dans le vagin et qu'on laisse pendant 24 heures. J'emploie encore la solution au nitrate d'argent au trentième (eau 30 gr. nitrate d'argent 1 gr.) avec laquelle je fais badigeonner les granulations Lorsqu'on emploie cette méthode, il faut avoir soin d'appliquer immédiatement après le badigeonnage un tampon de ouate afin d'isoler les parois vaginales. Cette pratique ne doit jamais être oubliée alors qu'on porte un caustique quelconque sur le vagin ; on évitera ainsi les brides fibreuses, les cicatrices vicieuses que j'ai constatées si souvent sur le vagin de malades traitées en ville avec la plus grande négligence. L'alun, le tannin seront, ainsi que le nitrate d'argent, employés en solution, ou bien sous forme de poudre placée dans l'intérieur d'un tampon de ouate. De mes expériences comparatives sur l'action de ces divers médicaments, la glycérine seule ou combinée avec l'acide borique m'a donné de bons et prompts résultats. Depuis quelque mois, j'emploie l'acide salicylique mélangé à la farine de blé et à la poudre de gomme suivant la formule suivante :

Acide salycilique............	100 gr.
Farine de blé...............	500 —
Poudre de gomme.........	100 —

Cette poudre est projetée sur toute la surface du vagin à l'aide d'un insuflateur. Jusqu'à présent j'ai obtenu de bons résultats. Je continue mes essais et verrai si ce traitement est préférable à celui par la glycérine. Chez les femmes enceintes il faut avoir recours à cette poudre, de préférence aux tampons glycérinés qui peuvent provoquer des douleurs et des coliques utérines.

Lorsque la vaginite est accompagnée d'une éruption de vésicules herpétiques ou eczémateuses, j'emploie la poudre composée à l'acide salicylique ou bien la poudre suivante :

Talc de Venise........	4 parties.
Amidon..............	4 —
Oxyde de zinc........	2 —

La pommade au bi-carbonate de soude (bicarbonate 5 gr. axonge 30 gr.), employée avec succès par le Dr Rousseau (d'Auxerre) dans les manifestations arthritiques, eczémateuses, pourrait dans la vaginite de même nature produire de bons résultats. Il en est de même de la pommade au précipité blanc.

Mais, en général, il faut être sobre de pommades dans le traitement de la vaginite ; elles excitent ordinairement les lésions ; les poudres sont préférables.

A côté des moyens thérapeutiques locaux employés contre la lésion de la muqueuse vaginale sur lesquels je viens d'appeler votre attention, il ne faut pas oublier les eaux minérales qui, prescrites sous formes de lotions, de pulvérisations, rendent de grands services alors même que la vaginite n'est pas constitutionnelle. Les eaux minérales sont, vous le savez, de puissants modificateurs du système cutané et muqueux; tous les jours je vous en donne la preuve en vous mettant à même de constater la guérison de vaginites chroniques à l'aide des eaux minérales. Vous me voyez prescrire, chez les femmes atteintes de vaginite dont les lésions anatomiques, rougeur, granulations, sécrétion purulente, résistent à l'action des médications astringentes, substitutives, caustiques, des bains prolongés, des irrigations vaginales répétées plusieurs fois par jour, données soit avec une eau chargée de sels alcalins (bi-carbonate de soude), de sels arsenicaux (arséniate de soude), de sels sulfureux (sulfure de sodium). Les eaux minérales, telles que les bicarbonatées sodiques ou calciques, les carbonatées mixtes, les sulfurées sodiques, les arsenicales, l'eau de goudron minérale naturelle (source des médecins près de Royat, Puy-de-Dôme), sont prescrites avec avantage, en ayant soin, je le répète, de prendre pour base de la prescription la modalité anatomique de l'affection, ainsi que je l'ai montré dans mes études sur l'application des eaux minérales à la thérapeutique de la métrite et de la vulvite.

Le traitement de la vaginite chronique est celui que je viens d'indiquer pour la vaginite aiguë. Il faut recourir aux tampons imbibés de glycérine mélangée à l'acide borique, aux insufflations de la poudre salicylique ou bien aux badigeonnages des parois vaginales avec la solution suivante :

> Acide phénique cristallisé........... 15 cent.
> Alcool................ Q. S. pour dissoudre.

Ajoutez :
> Tannin................ 4 gr.
> Glycérine.............. 30 —

Les eaux minérales trouvent surtout dans cette forme de la vaginite une application des plus heureuses.

Traitement pathogénique. — Si vous vous rappelez les considérations étiologiques que j'ai fait valoir à propos du développement de l'inflammation vaginale, du rôle qu'y jouent les maladies constitutionnelles, vous résoudrez facilement cette partie du problème soulevé par la thérapeutique de la vaginite : à savoir quel est le traitement pathogénique de cette affection ? Tantôt, ai-je dit, la vaginite se développe d'emblée ; c'est la vaginite constitutionnelle primitive, protopathique ; tantôt elle est consécutive, secondaire ; la maladie constitutionnelle est appelée sur le vagin par une cause locale, physiologique ou traumatique : c'est la vaginite constitutionnelle secondaire, consécutive, deutéropathique.

Les indications thérapeutiques sont donc nettement tracées. Le médecin doit prévenir, combattre ces causes, dont les unes, les maladies constitutionnelles, sont prédisposantes, dont les autres, causes physiologiques ou traumatiques, sont occasionnelles, déterminantes.

Les considérations thérapeutiques que j'exposerai à propos du traitement nosologique me dispensent pour l'instant d'insister sur la première indication du traitement pathogénique relatif aux causes prédisposantes, les maladies constitutionnelles.

Je vais exposer seulement les moyens thérapeutiques destinés à prévenir les causes déterminantes et combattre leur action nocive. Cette partie de la thérapeutique de la vaginite n'est pas moins intéressante que les deux autres : elle a pour but en effet, non seulement de s'opposer au développement de la vaginite, mais encore d'en prévenir les rechutes, les récidives, et d'en accélérer la guérison.

A cet égard, le médecin surveillera l'écoulement menstruel qui, ai-je dit, est parfois la cause de l'aggravation et de la rechute de la vaginite ; il veillera à ce que l'écoulement se fasse facilement, qu'il ne se dépose aucun caillot dans le vagin. Pendant la grossesse et après l'accouchement il empêchera la stagnation dans le vagin des liquides sécrétés par l'utérus ; il prescrira de fréquentes irrigations vaginales données lentement, sans percussion, avec un liquide à la température de 35 à 40 et 45 degrés, constitué par de l'eau pure ou rendue légèrement astringente par les feuilles de myrte, les roses de Provins, etc., etc., ou même légèrement caustique et aromatique par l'addition de chloral, de teinture d'eucalyptus, etc.

En dehors de ces états physiologiques, le médecin proscrira toute irritation vaginale ; il montrera à la malade l'influence pernicieuse de la masturbation, du saphisme, du coït, de l'équitation, du travail à la machine à coudre, des pessaires, de la malpropreté qui, ai-je dit, sont les causes ordinaires du développement de la vaginite. Il recherchera avec soin s'il existe des oxyures, puisque, je l'ai montré, ces helminthes sont parfois l'origine, chez l'enfant et même chez la femme, de vulvo-vaginites rebelles.

Dans le traitement pathogénique l'hygiène joue aussi un grand rôle qu'il ne faut pas négliger. C'est ainsi qu'il faut conseiller à la femme atteinte de vaginite des soins de propreté excessifs, de faire fréquemment des irrigations vaginales avec une canule très fine afin d'éviter le froissement des parois du vagin. Il faut lui prescrire d'éviter l'action du froid en faisant usage de vêtements chauds, de pantalons de flanelle.

Traitement nosologique. — Le traitement nosologique de la vaginite constitutionnelle est des plus variables. Il varie non seulement suivant la maladie générale constitutionnelle ou diathésique, suivant la modalité clinique imprimée à l'affection, mais encore suivant la malade elle-même, suivant son tempérament. Ainsi si la malade est atteinte d'une vaginite scrofuleuse, le médecin prescrit les médicaments dont j'ai donné l'énumération dans le traitement de la métrite scrofuleuse ; il prescrit notamment l'huile de foie de morue, le chlorure d'or, le chlorure de sodium, le phosphate de chaux, le phosphate de soude.

Les préparations iodées rendent aussi de signalés services. On ordonne l'iodure de potasium, la teinture d'iode, le bromure de potassium. Les antiscorbutiques sont également prescrits. Il en est de même de l'arséniate d'or en pilules d'un demi-miligramme avant chaque repas. Il ne faut pas oublier les préparations ferrugineuses, les préparations arsenicales, les préparations de noyer, sous forme d'extrait de feuilles de noyer (10 centigrammes par pilules, de une à huit par jour). Tous ces agents par leur action résolutive, substitutive, aident à la modification de la muqueuse vaginale enflammée et à la résolution de cette inflammation.

C'est la même action que le médecin demande aux eaux minérales ; aussi s'adresse-t-il soit aux eaux chlorurées sodiques bromo-iodées, soit aux eaux sulfureuses, soit aux eaux arsenicales. Parmi les premières, eaux chlorurées sodiques bromo-iodurées, il a le choix entre les eaux de Salins, de Balaruc, de Salies-de-Béarn, de Bourbonne-les bains, de Sierk etc., etc. Parmi les deuxièmes, eaux sulfureuses, il a recours aux eaux de Challes, de Gazot, de Bondonneau, de Saint-Boès, de Luchon, de Cauterets, de Barèges, de Saint-Sauveur, de Bagnères-de Bigorre, des Eaux chaudes, d'Uriage, etc., etc. Parmi les troisièmes enfin, eaux arsenicales, il emploie les eaux de la Bourboule, du Mont-Dore.

Vous le voyez, messieurs, comme pour la métrite, un grand nombre de sources d'eaux minérales est utilisé dans le traitement de la vaginite scrofuleuse ; toutes ont leur utilité ; toutes exercent une action favorable sur son évolution, à la condition toutefois qu'elles soient prescrites avec discernement. Le médecin ne doit pas, ainsi que je le vois faire trop souvent, employer une eau quelconque de ces trois groupes. Il doit non seulement pour être assuré du succès, mais encore pour ne pas exposer la malade à une recrudescence de l'affection, choisir celle qui convient au tempérament de la malade et à la modalité clinique ou anatomique de l'affection ; il cherche, en un mot, l'eau minérale qui, par sa composition chimique, par la dose des sels minéraux, par sa thermalité, est applicable à telle ou telle forme anatomique de la vaginite, aux phénomènes sympathiques qui l'accompagnent, à l'évolution qu'elle présente,

Telles sont, messieurs, les indications générales qui doivent vous guider dans la prescription d'une eau minérale, alors que vous avez à traiter la vaginite scrofuleuse. Elles s'appliquent de même à la vaginite arthritique, à la vaginite herpétique.

Je dois m'en tenir à ces données générales ; il m'est impossible de passer en revue toutes les indications qui peuvent surgir d'un moment à l'autre ; c'est au médecin de satisfaire aux règles générales que je viens d'exposer, règles que j'ai discutées dans mon traité clinique des affections de l'utérus, à propos de la thérapeutique de la métrite.

Dans cette question du traitement de la vaginite par les eaux minérales, il faut tenir compte en outre de la métrite qui existe si souvent en même temps que la vaginite, alors surtout qu'une maladie générale constitutionnelle a présidé au développement de ces deux affections. Dans ce cas, il faut choisir l'eau qui convient à l'une et à l'autre de ces affections.

Enfin, dans cette question des eaux minérales appliquées au traitement de la vaginite, il est un autre élément qu'il ne faut pas négliger, c'est que, tout en mettant à profit, par l'usage interne, l'action spécifique de l'eau minérale sur la maladie constitutionnelle, le médecin utilisera aussi l'action locale de cette eau sur l'inflammation vaginale. Ainsi que je l'ai dit à propos de la métrite, pour obtenir cette action, il faut mettre la muqueuse vaginale en contact avec l'eau minérale. L'action substitutive obtenue sur la peau à l'aide de compresses imbibées d'eau minérale, dans le traitement des affections cutanées, est recherchée lorsqu'on pulvérise l'eau minérale sur la surface du vagin, lorsque, avec l'aide de la canule vaginale, cette surface est mise en communication constante pendant la durée du bain avec l'eau minérale.

L'hydrothérapie, la thérapie marine doivent être utilisées dans le traitement de la vaginite scrofuleuse. Aussi, comme ces malades sont en général faibles de constitution et de tempérament, que la nutrition se fait mal, il est nécessaire de leur prescrire, l'hiver surtout, un séjour dans le Midi sur les bords de la méditerranée, à la Théoule, Cannes, Hyères, Nice ou Menton.

Le traitement de la vaginite arthritique comporte les mêmes indications générales précédemment exposées pour le traitement de la vaginite scrofuleuse. A l'intérieur le médecin prescrit les préparations de sels de soude, bicarbonate, à la dose de 2 à 4 grammes ; benzoate, à la dose de 0,20 à 0,60 centigr. ; les sels de lithine (carbonate, 0,05 à 0,30 centigr.), qui sont donnés de préférence aux précédents, s'il existe de l'hyperesthésie, de la névralgie vulvaire ; les sels arsenicaux (arséniate de soude) sont prescrits alors que les articulations sont douloureuses, tuméfiées ou déformées par l'arthrite. Les préparations de colchique rendent dans les mêmes conditions de signalés services.

Le traitement par les eaux minérales et thermales rend dans cette vaginite les plus grands services. Les eaux minérales auxquelles il faut recourir sont surtout les eaux bicarbonatées sodiques et chlorurées, les amétalliques.

Parmi les bicarbonatées sodiques nous trouvons : Vichy, Vals, le Boulou ; parmi les bicarbonatées mixtes (soude et chaux): La Malou, Château-Neuf, Saint-Alban, Sail-les-Bains ; parmi les eaux bicarbonatées, sodiques, chlorurées, lithinées, légèrement ferrugineuses: Saint-Nectaire, Royat ; parmi les bicarbonatées calciques : Pougues, Châteaufort (Puy-de-Dôme) ; parmi les bicarbonatées sodiques, chlorurées, magnésiennes : Chatel-Guyon ; parmi les eaux sulfatées magnésiennes : Miers, Rubinat, Royale-Hongroise ; parmi les eaux sulfatées chlorurées : Brides, Saint-Gervais ; parmi les eaux sulfatées calciques : Bagnères-de-Bigorre, Capvern, Aulus ; parmi les eaux arsenicales : La Bourboule, le Mont-Dore ; enfin parmi les eaux indéterminées : Néris, Plombières, Luxeuil-les-bains, Ussat.

Les eaux minérales applicables au traitement de la vaginite arthritique sont donc nombreuses et des plus variées. Elles ne peuvent être prescrites indifféremment pour toute vaginite arthritique ; il faut choisir parmi elles celle qui convient à telle modalité clinique, à telle modalité anatomique. Ainsi les eaux de Vichy, de Vals, sont ordonnées lorsque le liquide vaginal est purulent, fortement acide, nauséeux ; la muqueuse rouge, saignante ; lorsque l'affection vaginale n'est pas douloureuse et qu'il n'existe aucune contre-indication du côté de l'utérus. Si l'affection est douloureuse et s'il existe des névralgies, de l'hyperesthésie vulvaire, les eaux indéterminées de Plombières, de Néris, de Bains, d'Ussat et de Luxeuil seront préférées aux précédentes. Si la vaginite est indolore, la muqueuse peu colorée, ou légèrement rouge, si le liquide vaginal, tout en étant abondant, est plutôt séro-purulent que purulent, s'il existe en même temps sur le vagin une éruption eczémateuse ou herpétique, il faut recourir de préférence aux eaux de Saint-Nectaire, de Royat, de Châteauneuf, de La Malou, de Pougues, de Saint-Gervais. Les eaux sulfureuses sodiques légères de Saint-Sauveur, des Eaux-Chaudes, seront de même prescrites pourvu qu'il n'y ait pas de métrite arthritique. Je vous l'ai dit et je le répète, les eaux sulfureuses ont une action pernicieuse sur le traitement de cette métrite.

Le traitement de la vaginite dartreuse, herpétique, consiste dans l'usage des sels arsenicaux (arséniate de soude), des sels sulfurés (sulfure de sodium de préférence au sulfure de potassium). Les premiers se donnent à l'intérieur à la dose de 1 à 5 milligrammes, en solution dans l'eau distillée ou sous forme de teinture (teinture de Fowler, de quatre, dix et quinze gouttes par jour). Ils se donnent encore sous forme de bains, à la dose de cinq grammes associés à cent grammes de bicarbonate de soude.

Les sulfureux se donnent en bains à la dose de sulfure de sodium, trente grammes, qu'il est utile d'allier à la gélatine, à la dose de 500 grammes.

La vaginite herpétique est de toutes les vaginites la plus difficile à guérir, vu les récidives et les rechutes fréquentes ; aussi faut-il lutter énergiquement. Les eaux minérales ont une importance considérable dans la thérapeutique de cette vaginite ; c'est à elles qu'il faut le plus souvent demander la guérison.

Ce sont principalement les eaux arsenicales, puis les sulfureuses sodiques, les sulfureuses arsenicales, les sulfatées calciques, les sulfatées chlorurées ou salines sulfatées, et parfois les 'amétalliques qu'il faut prescrire aux malades.

Parmi les premières nous trouvons les eaux de la Bourboule, du Mont-Dore, Saint-Louis ou Dominique de Vals. Au nombre des sulfureuses sodiques nous avons les eaux de Saint-Sauveur, de Cauterêts, les Eaux-Chaudes, les eaux d'Uriage. Parmi les sulfatées chlorurées ou bien salines sulfureuses, nous trouvons les eaux de Saint-Gervais.

Les eaux de la Bourboule sont prescrites alors que la vaginite, tout en s'accompagnant d'une éruption eczémateuse ou d'herpès, est caractérisée par une sécrétion séro-purulente abondante, par l'absence de douleur, par une coloration rosée plutôt que rouge de la muqueuse ; en un mot, alors que la vaginite est plutôt chronique, subaiguë, qu'aiguë. Les eaux du Mont-Dore conviennent surtout à l'état aigu, à la vaginite qui s'accompagne de douleurs, de névralgies. C'est même à cette vaginite qu'il faut réserver les eaux amétalliques de Plombières, de Néris, etc., etc. L'eau de Saint-Gervais est préférée alors que la vaginite, tout en étant chronique, est accompagnée d'une affection éruptive des muqueuses, de névralgies, de sécrétion plutôt séreuse, séro-purulente que purulente. Les eaux sulfureuses sodiques de Saint-Sauveur, de Cauterêts, des Eaux-Chaudes peuvent de même être prescrites dans cette modalité de la vaginite herpétique.

J'ai terminé, messieurs, cette étude de la vaginite simple, traumatique ou constitutionnelle. J'arrive à celle de la vaginite blennorrhagique, à l'occasion de laquelle je vais faire l'étude de la blennorrhagie de la femme. Ce sera l'objet de mes prochaines conférences.

Paris. — A. Parent, imp. de la Fac. de médec., A. Davy, successeur, 52, rue Madame et rue M.-le-Prince, 14.

TRENTE ET UNIÈME ANNÉE

LA
FRANCE MÉDICALE

Paraissant les Mardi, Jeudi et Samedi

Rédacteur en chef:

LE Dr E. BOTTENTUIT

Ancien interne des hôpitaux de Paris,
Médecin consultant aux Eaux de Plombières,

COMITÉ DE RÉDACTION :

A. RICHET **MICHEL PETER** **DAMASCHINO**

Professeur de clinique chirurgicale, Professeur de pathologie médicale, Professeur de pathologie médicale
Membre de l'Acad. de médecine. Membre de l'Acad. de médecine. Médecin des hôpitaux.

P. BERGER **F. LABADIE-LAGRAVE**

Professeur agrégé à la Faculté, Médecin des hôpitaux.
Chirurgien des hôpitaux.

SECRÉTAIRE DE LA RÉDACTION :

Dr A. CHEVALLEREAU,

Ancien interne des hôpitaux.
Oculiste consultant de la Compagnie Paris-Lyon-Méditerranée.

COLLABORATEURS :

MM. les professeurs GOSSELIN, PANAS, Germain SÉE, LABOULBÈNE, B. BALL,
A. FOURNIER, BOUCHARD, BONDET (de Lyon),
MM. GUÉNEAU DE MUSSY, BUCQUOY, FERNET, LE DENTU, RENDU, PROUST, BESNIER,
POLAILLON, MAURIAC, DE SAINT-GERMAIN, CADET DE GASSICOURT, DELORE (de Lyon)
TH. ANGER, MARTINEAU, DIEULAFOY, CORLIEU, LAUGIER, H. BARTH, BAZY,
GENEVOIX, Ern. GAUCHER, CUFFER, GARNIER, ORY.

PARIS

A. DELAHAYE ET E. LECROSNIER

PLACE DE L'ÉCOLE-DE-MÉDECINE

1883

9 782019 289300